中医历代名家学术研究丛书

主编 潘桂娟

张卓文 编著

高士宗

Academic Research Series of Famous
Doctors of Traditional Chinese
Medicine through the Ages

"十三五"国家重点图书出版规划项目

中国中医药出版社

·北 京·

图书在版编目（CIP）数据

中医历代名家学术研究丛书.高士宗/潘桂娟主编；张卓文编著.
—北京：中国中医药出版社，2017.9
ISBN 978-7-5132-1656-2

Ⅰ.①中⋯　Ⅱ.①潘⋯　②张⋯　Ⅲ.①中医学—临床医学—
经验—中国—清代　Ⅳ.① R249.1

中国版本图书馆 CIP 数据核字（2013）第 293752 号

中国中医药出版社出版

北京市朝阳区北三环东路 28 号易亨大厦 16 层
邮政编码　100013
传真　010 64405750
河北新华第二印刷有限责任公司印刷
各地新华书店经销

开本 880×1230　1/32　印张 5.5　字数 139 千字
2017 年 9 月第 1 版　2017 年 9 月第 1 次印刷
书号　ISBN 978 – 7 – 5132 – 1656 – 2

定价　42.00 元
网址　www.cptcm.com

社 长 热 线　010-64405720
购 书 热 线　010-89535836
侵 权 打 假　010-64405753

微信服务号　zgzyycbs
微商城网址　https://kdt.im/LIdUGr
官 方 微 博　http://e.weibo.com/cptcm
天猫旗舰店网址　https://zgzyycbs.tmall.com

如有印装质量问题请与本社出版部联系（010 64405510）
版权专有　侵权必究

项目来源及国家重点图书出版计划

2005 年度国家 "973" 计划课题 "中医理论体系框架结构与内涵研究"（编号：2005CB532503）

2009 年度科技部基础性工作专项重点项目 "中医药古籍与方志的文献整理"（编号：2009FY120300）子课题 "古代医家学术思想与诊疗经验研究"

2013 年度国家 "973" 计划项目 "中医理论体系框架结构研究"（编号：2013CB532000）

国家中医药管理局重点研究室 "中医理论体系结构与内涵研究室" 建设规划

"十三五" 国家重点图书、音像、电子出版物出版规划（医药卫生）

中医理论肇始于《黄帝内经》《难经》，本草学探源于《神农本草经》，辨证论治及方剂学发轫于《伤寒杂病论》。在此基础上，历代医家结合自身的思考与实践，提出独具特色的真知灼见，不断革故鼎新，充实完善，使得中医药学具有系统的知识体系结构、丰富的原创理论内涵、显著的临床诊治疗效、深邃的中国哲学背景和特有的话语表达方式。历代医家本身就是"活"的学术载体，他们刻意研精，探微索隐，华叶递荣，日新其用。因此，中医药学发展的历史进程，始终呈现出一派继承不泥古、发扬不离宗的繁荣景象。

中国中医科学院中医基础理论研究所，自 2008 年起相继依托 2005 年度国家"973"计划课题"中医学理论体系框架结构与内涵研究"、2009 年度科技部基础性工作专项重点项目"中医药古籍与方志的文献整理"子课题"古代医家学术思想与诊疗经验研究"、2013 年度国家"973"计划项目"中医理论体系框架结构研究"，以及国家中医药管理局重点研究室"中医理论体系结构与内涵研究室"建设规划，联合北京中医药大学等 16 所高等院校及科研和医疗机构的专家、学者，选取历代具有代表性或学术特色突出的医家，系统地阐释与解析其代表性学术思想和诊疗经验，旨在发掘与传承、丰富与完善中医理论体系，为提升中医师理论水平和临床实践能力和水平提供参考和借鉴。本套丛书即是此系列研究阶段性成果总结而成。

综观历史，凡能称之为"大医"者，大都博览群书，学问淹博赅洽，集百家之言，成一家之长。因此，我们以每位医家独立成书，尽可能尊重原著，进行总结、提炼和阐发。此外，本丛书的另一个特点是，将医家特色学术观点与临床实践相印证，尽可能选择一些典型医案，用以说明理论的实践价值，便于临床施用。本丛书现已列入《"十三五"国家重点图书、音像、电子出版物出版规划》中的"医药卫生"重点图书出版计划，并将于"十三五"期间完成此项出版计划，拟收载历代102名中医名家，总字数约1600万。

丛书各分册作者，有中医基础学科和临床学科的资深专家、国家及行业重点学科带头人，也有中青年教师、科研人员和临床医师中的学术骨干，分别来自全国高等中医院校、科研机构和临床单位。从学科分布来看，涉及中医基础理论、中医各家学说、中医医史文献、中医经典及中医临床基础、中医临床各学科。全体作者以对中医药事业的拳拳之心，共同努力和无私奉献，历经数年成就了这份艰巨的工作，以实际行动切实履行了传承、运用、发展中医药学术的重大使命。

在完成上述科研项目及丛书撰写、统稿与审订的过程中，研究团队暨编委会和审订委员会全体成员，精益求精之心始终如一。在上述科研项目负责人、丛书总主编、中国中医科学院中医基础理论研究所潘桂娟研究员主持下，由常务副主编张宇鹏副研究员、陈曦副研究员及各分题负责人——翟双庆教授、刘桂荣教授、郑洪新教授、邢玉瑞教授、钱会南教授、马淑然教授、文颖娟教授、陆翔教授、杨卫彬研究员、崔为教授、柳亚平副教授、江泳副教授、王静波博士等，以及医史文献专家张效霞副教授，分别承担或参与了团队的组织和协调，课题任务书和丛书编写体例的起草、修订和具体组织实施，各单位课题研究任务的落实和分册文稿编写和审订等工作。编委会还多次组织工作会议和继续教育项目培训，组织审订委员会专家复审和修订；最终由总主编逐册复审、修订、统稿并组织作者再次修订各分册文稿。自 2015 年 6 月开始，编委会将丛书各分册文稿陆续提交中国中医药出版社，拟于 2019 年 12 月之前按计划完成本套丛书的出版。

2016 年 3 月，国家中医药管理局颁布了《关于加强中医理论传承创新的若干意见》，指出"加强对传承脉络清晰、理论特色鲜明的古代医家的学术思想研究，深入研究中医对生命、健康与疾病认知理论，系统总结中医养生保健、防病治病理论精华，提升中医理论指导临床实践和产品研发的能力，切实传承中医生命观、健康观、疾病观和预防治疗观"。上述项目研究及丛书的编写，是研究团队对国家层面"加强中医理论传承与创新"号召的积极响应，体现了当代中医学人敢于担当的勇气和矢志不渝的追求！通过此项全国协作的系统工程，凝聚了中医医史、文献、理论、临床研究的专门人才，培育了一支专业化的学术队伍。

在此衷心感谢中国中医科学院及其所属中医基础理论

研究所、中医药信息研究所、研究生院，以及北京中医药大学、陕西中医药大学、山东中医药大学、云南中医学院、安徽中医药大学、辽宁中医药大学、浙江中医药大学、成都中医药大学、湖南中医药大学、长春中医药大学、黑龙江中医药大学、南京中医药大学、河北中医学院、贵阳中医药大学、中日友好医院等16家科研、教学、医疗单位，对此项工作的大力支持！衷心感谢中国中医药出版社有关领导及华中健编审、伊丽萦博士及全体编校人员对丛书编写及出版的大力支持！

本丛书即将付梓之际，百余名作者感慨万千！希望广大读者透过本丛书，能够概要纵览中医药学术发展之历史脉络，撷取中医理论之精华，传承千载临床之经验，为中医药学术的振兴和人类卫生保健事业做出应有的贡献！

由于种种原因，书中难免有疏漏之处，敬请读者不吝批评指正，以促进本丛书不断修订和完善，共同推进中医药学术的继承与发扬！

《中医历代名家学术研究丛书》编委会

2016 年 9 月

凡例

一、本套丛书选取的医家，均为历代具有代表性或特色学术思想与临床经验的名家，包括汉代至晋唐医家 6 名、宋金元医家 18 名、明代医家 25 名、清代医家 46 名、民国医家 7 名，总计 102 名。每位医家独立成册，旨在对医家学术思想与诊疗经验等内容进行较为详尽的总结阐发，并进行精要论述。

二、丛书的编写，本着历史、文献、理论研究有机结合的原则，全面解读、系统梳理和深入研究医家原著，适当参考古今有关该医家的各类文献资料，对医家学术思想和诊疗经验，加以发掘、梳理、提炼、升华、概括，将其中具有理论意义、实践价值的独特内容阐发出来。

三、丛书在总体框架上，要求结构合理、层次清晰；在内容阐述上，要求概念正确、表述规范，持论公允、论证充分，观点明确、言之有据；在分册体量上，鉴于每个医家的具体情况不同，总体要求控制在 10 万～20 万字。

四、丛书每一分册的正文结构，分为"生平概述""著作简介""学术思想""临证经验"与"后世影响"五个独立的内容范畴。各分册将拟论述的内容按照逻辑与次序，分门别类地纳入以上五个内容范畴之中。

五、"生平概述"部分，主要包括医家姓名字号、生卒年代、籍贯等基本信息，时代背景、从医经历以及相关问题的考辨等。

六、"著作简介"部分，逐一介绍医家的著作名称（包括现存、已经亡佚又经后人辑复的著作）、卷数、成书年代、主要内容、学术价值等。

七、"学术思想"部分，分为"学术渊源"与"学术特色"两部分进行论述。前者重在阐述医家之家传、师承、私淑（中医经典或前代医家思想对其影响）关系，重点发掘医家学术思想的历史传承与学术渊源；后者主要从独特的学术见解、学术成就、学术特点等方面，总结医家的主要学术思想特色。

八、"临证经验"部分，重点考察和论述医家学术著作中的医案、医论、医话，并有选择地收集历代杂文笔记、地方志等材料，从中提炼整理医家临床诊疗的思路与特色，发掘、总结其独到的诊治方法。此外，还根据医家不同情况，以适当方式选录部分反映医家学术思想与临证特色的医案。

九、"后世影响"部分，主要包括"学术影响与历代评价""学派传承（学术传承）""后世发挥"和"国外流传"等内容。其中，对医家的总体评价，重视和体现学术界共识和主流观点，在此基础上，有理有据地阐明新见解。

十、附以"参考文献"，标示引用著作名称及版本。同时，分册编写过程中涉及的期刊与学位论文，以及未经引用但能体现一定研究水准的期刊与学位论文也一并列出，以充分体现对该医家研究的整体状况。

十一、附以丛书全部医家名录，依照年代时间先后排列，以便查检。

十二、丛书正文标点符号使用，依据《中华人民共和国国家标准标点符号用法》（GB/T 15834–2011）。医家原书中出现的俗字、异体字等一律改为简化正体字，个别不能对应简化字的繁体字酌予保留。

《中医历代名家学术研究丛书》编委会

2016 年 9 月

内容提要

　　高士宗，名世栻，生于明崇祯九年（1636），卒于清康熙三十九年（1700），浙江省钱塘（今浙江省杭州）人。其一生致力于中医经典医籍的注释，著有《黄帝内经素问直解》、《黄帝内经灵枢直解》（已佚）、《金匮要略集注》（已佚），还致力于传道论医、诊病疗疾。今存有其侣山堂讲学书稿《医学真传》。同时，高士宗续撰其师张志聪未完成的《本草崇原》《伤寒论集注》并最终成书。高士宗以切身之实践注释经典，对医学经典有着独到的见解，以求实之精神实践临证，崇阳而重温补，重视五运六气，丰富并发展了温补学说，对后世影响深远。本书内容包括高士宗的生平概述、著作简介、学术思想、临证经验及后世影响等。

高士宗，名世栻，生于明崇祯九年（1636），卒于清康熙三十九年（1700），浙江省钱塘（今浙江省杭州）人。高士宗是浙江地方医学流派——钱塘医派的代表医家之一，亦是当年钱塘侣山堂书院的重要人物之一，其秉承钱塘医家学风，精研古代经典医籍，并一生致力于中医经典医籍的注释，对《黄帝内经》《神农本草经》《伤寒论》等均富有创见。其传世著作有《黄帝内经素问直解》（《黄帝内经灵枢直解》《金匮要略集注》已佚）。高士宗还致力于传道论医、诊病疗疾。今存有其侣山堂讲学书稿《医学真传》。同时，高士宗续撰其师张志聪未完成的《本草崇原》《伤寒论集注》，并最终成书。

中医学源远流长而代有发展。一部部千古流传的历代医家不朽著作，既是中医学术发展的见证，也是医家智慧的结晶，更是中医学术传承的瑰宝。研究高士宗学术思想，是"大医精诚"的延续。作为明清之际的钱塘医家，高士宗的学术思想，蕴含了独特的时代特色和强烈的地域性。通读高士宗的著作，还可明显感受到其扎实的语言功底、简洁的笔风以及勤求古训、博采众长的严谨治学风格。高士宗重视校勘，力求著述完整。著书乃为临床之用，高士宗一生主要的四部著作，皆以临床为源泉，以实用为主线。同时，又处处流露出崇尚温补、重视五运六气等学术思想特点。其崇尚温补，是明清时期温补思想的延续，是中医哲学思想的发扬，值得医者认真探析。学术思想，是每一位古代医家学术特色的体现。《文心雕龙·风骨第二十八》

云："辞之待骨，如体之树骸。"研究和阐述医家学术思想特点，虽难以全面展现中医辨证之魂，但若用心感悟其著作内涵与文风，或可从中体悟一二，感受中医之"文骨"，进以引发对中医学的深思与珍视。

根据高士宗著作的特点，全书首先对高士宗的生卒年代、医学经历、明清医学学术背景等内容进行探究。同时，对高士宗老师张志聪的医学生涯、侣山堂书院以及钱塘医派等均做了相关分析。在此基础上，对高士宗现存四部医学著作版本源流、作者考证、学术特点、撰著目的等逐一讨论，并着重探讨高士宗医学著作的学术思想。在高士宗的四部著作中，充分体现了"教学相长""集思广益"的学术风格，其在侣山堂书院的医学环境下，精勤不倦，教学传道不忘著述立说，注释经典结合临床实践，探先圣经典奥秘，以彰经论意中之言，务求其真，以启后学。探析其学术思想对今日之中医临床、教学、著述均具有深刻的意义。

感谢导师连建伟教授长期以来的谆谆教诲！感谢浙江中医药大学图书馆李如辉馆长、王静波老师为查阅文献所提供的帮助！感谢浙江中医药大学吴丽君、厉飞、陈萍萍、王诗怡、严利依等同学参与搜集和整理资料，提供相关珍贵图片所给予的极大帮助，在此一并致谢！

在此也衷心感谢参考文献的作者以及支持本项研究的各位同仁！

浙江中医药大学　张卓文

2015 年 6 月

目
录

高士宗

生平概述

　　高士宗，名世栻，生于明崇祯九年（1636），卒于清康熙三十九年（1700），浙江省钱塘（今浙江省杭州）人。高士宗有着不平凡的医学人生：少时家贫，后自病幸愈，翻然悔之，殚心立志中医事业。高士宗秉承侣山堂学风，集思广益，充分发挥众人的智慧与力量，集体撰著中医典籍。其崇尚简洁笔锋，注释古典医籍力倡"直解"其意；重视临床实践，医技精湛，为人治病立方奇巧，活人无算；其敦德励学，全心协助老师张志聪编撰《黄帝内经素问集注》。其师去世后，继续主持完成《本草崇原》《伤寒论集注》。其不重个人名利，唯以尊师力学传道为先，以传承发扬中医为旨，其德之醇，志之坚，令人肃然起敬。

一、时代背景

　　俯仰天地，纵观历史，能够青史传名、流芳百世的伟大人物，其成就除了与自身的不懈努力息息相关外，与其所处的特定社会背景和个人经历，亦有着密不可分的联系。正所谓时势造英雄，此亘古不变之理。在中医学数千年的发展历程中，每位医家医学思想的形成，与其所处的特定社会、政治、经济、文化环境等，都存在着不可分割的密切联系。明末清初，明政府渐趋衰亡，清政府渐居统治地位。不少有识之士，在"不为良相，即为良医"的理念影响下由儒转医，由此也壮大了医学队伍，中医学术发展呈现中兴之势。如侣山堂医派（今多称为钱塘医派）形成于明末清初，始于卢复、卢之颐父子，继由张遂辰、张志聪、张锡驹师徒构侣山堂于胥山

（今称吴山），后由高士宗传承衣钵。至清末，则有钱塘瓶窑仲学辂建杭垣医局，发扬侣山堂书院讲学思想。至此，侣山堂医派先后传承二百余年。高士宗作为杭州胥山侣山堂医派的重要传人，其个人学术思想的形成，必定与社会背景与地域环境有关。

（一）明清医学背景

1. 温病学派名家辈出

明末清初，战火纷纭，疫疠流行广泛。而江南地区气候相对温热，更易发生瘟疫流行。据陈邦贤《中国医学史》初步统计，从明永乐六年（1408）至崇祯十六年（1684），大疫流行39次，在清代则有328次之多。这当然是粗略统计，实际上还不止此数。由于时代的需要，以传染性热病和感染性热病诊治为主的温病学便应运而生。中医史上赫赫有名的"温病四大家"（叶天士、薛生白、吴鞠通、王孟英），就产生于明清时期。温病学说，在明清独特的土壤中渐趋发展壮大，在辨证治疗上自成体系，总结出温热病的辨证体系：卫气营血辨证和三焦辨证。明清之际，温病学名家辈出，医著宏富，有效地指导着临床诊治。

2. 温补学派成长兴盛

鉴于明代部分医者用药偏执于苦寒，在某种程度上形成了苦寒时弊。由此，温补学派在批判这种不良的治疗风气中崛起。侣山堂医派的医家，以高士宗为代表，继承了温补学派的思想，对温补学说颇有心得，丰富并发展了温补学说。

3. 经典著作研究深刻

明清时期儒学盛行，尊经复古和考据之风浓厚，更是将注释、阐发、辑佚古代经典著作，推到了一个新的高度。涌现出了许多致力于经典医籍研究的医家。明清之际，《黄帝内经》《神农本草经》《伤寒论》《金匮要略》等经典医籍的研究渐趋多元化，注解、衍义在探索实践中屡出新见，而辑复、考据则别开生面。侣山堂医派的高士宗等，对经典医籍的研究尤为深刻。

4. 浙江医学发展繁荣

明末清初，在浙江，尤其是以钱塘为中心的杭、嘉、甬、绍地区，中医药学出现了十分繁荣的局面。名医名著甚多，均冠各地之首。基础理论研究和临床诊疗技术的许多领域，都居于领先地位。钱塘医家张遂辰、高士宗等对《伤寒论》，张志聪、高士宗等对《黄帝内经》《神农本草经》等进行了全面而系统的研究考证与阐述发挥；浙江鄞县赵献可，认真研读《黄帝内经》，发皇经义，临床辨治杂病十分重视命门先天水火，用药反对寒凉克伐生气，为温补学派的形成和发展做出了重要贡献；浙江绍兴张介宾重视阴阳理论，善用温补，对纠正寒凉时弊起了很大作用，乃温补学派的重要代表人物。

明清之际，浙江尤其是杭州地区，设立了许多中药局或中药店铺。如早在明洪武三年，浙江杭州置局八所：嵊县、新昌、桐庐、分水、于潜等县，相继沿袭或设惠民药局；明万历年间，朱养心药室创建于杭州大井巷口；康熙十八年，杭州吴山药皇庙建立。可以说，浙江中药业在明末清初已极其兴盛。在浙江钱塘，以胥山（吴山）为中心，集中着当时国内知名的药材集散地和远近闻名的中药店铺，如"朱养心膏药店"（创建于明万历年间）、"方回春堂"（创建于顺治六年）等。这些药店凭借着高尚的医德、精湛的医术而远近驰名。历经岁月的更迭，时至今日，这些百年药店依然深受国内外同胞们的青睐。而在吴山的西北方，就在侣山堂书院，侣山堂医派的代表张志聪、高士宗等在浓厚的中医药氛围中，论道讲学、著书立说、行医治病。

5. 江浙中药质优量多

江浙地区中药材质优量多，是我国道地药材"浙药""江南药"的产区。其中，闻名遐迩的"浙药"，是以"浙八味"为代表的浙江道地药材的简称。明代诸多本草学著作中，即有"浙八味"的相关记载。如明·李时珍《本草纲目》，引宋代《图经本草》曰"白术生杭、越"；又载麦冬，云："古人惟用野生者，后世所用是种莳而成……浙中来者甚良。"明·刘文泰《本草品汇精要》载白芍"……以海盐、杭起为地道"。清代钱塘医家赵学敏，最早对白术等道地药材进行了详尽的论述。其云："白术一也，今出于潜者则根斑而力大。"而张志聪、高士宗的《本草崇原》中，亦论述了浙江地区许多良药，如"石斛……台州、温州诸处皆有"。浙江中药资源丰富，为钱塘医家研学本草、诊病疗疾提供了便利条件。

明末清初，中医药学的发展取得了长足的进步，温补学派、医经学派的医学思想渐趋成熟。在全国中医学术发展的大环境中，浙江地区经济富庶，教育文化兴盛，医药资源丰富，中医学术发展尤为突出，无疑为侣山堂医派的形成与发展提供了肥沃的土壤，也为高士宗求医问道、研经著书、讲学行医等，提供了大展宏图的舞台。

（二）明清政治环境

明末清初，社会动荡，随着满清政府的建立，抗清反满的战争亦此起彼伏，为镇压汉族知识分子的反抗，树立清朝政府的统治权威，满清统治者大兴文字狱，对汉族知识分子采取了空前绝后的文化恐怖主义政策。在长期的历史沉淀中，浙江地区的文化底蕴深厚，文人才子辈出，因而也就戏剧性地变成了文字狱的重灾区，江浙一带知识分子受迫害尤为严重。在明末清初残酷的政治环境下，"不为良相"的有识之士转向医学研究之中，无形中促成"便为良医"的良好医学环境。以高士宗为主的侣山堂医派，亦在这种政治背景下逐渐形成、发展并成熟起来。

明末清初，浙江地区经济相对繁荣，文化进步，这就为以胥山为中心的侣山堂书院讲授岐黄之道、培养医学人才、点校著述医学典籍、行医治病救人等，创造了十分有利的环境。在明清特殊的社会政治、经济、医学学术背景下，侣山堂医派形成并渐趋成熟，高士宗作为侣山堂医派的重要代表人物，也在这样复杂而特殊的政治背景下，形成了自己独特的学术思想。

综上所述，高士宗作为侣山堂医派的重要代表人物，其著作及学术思想的形成，与明清之际医学背景有着密不可分的关系。同时，由于其处在明末清初特殊的政治环境中，其学术思想必定又蕴含了独特的时代特色和强烈的地域性。

二、生平纪略

高士宗，名世栻，士宗乃其字，浙江钱塘（今杭州最早旧名，秦始皇执政时在灵隐山下建"钱唐县"，至唐朝，为避讳改"钱唐"为"钱塘"）人。关于高士宗的生卒年代，史志中并无记载。后世医家考证亦各说纷纭。然笔者据《医学真传》"先生自述"中云"（康熙三年）甲辰岁，余年二十有八"推测，高士宗生于清皇太极崇德元年（1636）。又，据《医学真传》记载，康熙丙子三十五年（1696）至康熙己卯三十八年（1699），高士宗"聚门弟子于侣山讲堂，讲学论道，四载有余"。由此推断，高士宗至少享年六十五岁。其后，史书便无高士宗相关医学活动记载。故笔者认为，高士宗约卒于清康熙庚辰三十九年（1700）。

据《清史稿》记载："高世栻，字士宗，与志聪同里。少家贫，读时医通俗诸书，年二十三即出疗病，颇有称。后自病，时医治之，益剧；久之，不药，幸愈。翻然悔曰：我治人，殆亦如是，是草菅人命也。乃从张志聪讲论轩、岐、仲景之学，历十年，悉窥精奥，遇病必究其本末，处方不同流俗。志聪著《本草崇原》，未竟，世栻继之而成。又注《伤寒论》，晚著《医学真传》，示门弟子。"由此可知高士宗是清钱塘胥山侣山堂医派（今多称钱塘医派）的重要传人。

三、从医经历

高士宗童年丧父，家境贫寒，又因科举不中，故学医于钱塘名医倪洙龙先生（字冲之，明末清初医家，精伤寒，撰著《伤寒汇言》等）。高士宗早年的求医经历，为其日后研究《伤寒杂病论》《神农本草经》等著作奠定了一定基础，指引其走向医学之路。高士宗23岁时，开始独立门户，悬壶济世。

高士宗28岁那年，"患痢甚笃"，久治不愈，遂不服药，至仲冬而痢方止。因叹曰："医之不可为也。医治我若是，我治人想亦若是。以医觅利，草菅人命，谓天理何！"自感医术不够精深，闻张志聪开讲经论于侣山堂，遂前往学焉，朝夕参研《素问》《灵枢》《伤寒论》《神农本草经》诸书，如是者十载。而后，高士宗于医理、辨证、用药皆大有进益，医术大增。

高士宗将毕生经历投身于中医学事业。一方面，追随张志聪进行医学经论的研习、撰著，对其师张志聪的遗著《本草崇原》《伤寒论集注》进行整理、撰写并最终完成。另一方面，继续主持侣山堂书院的教学工作，讲学论医，著述传道，一直坚持至终。在多年研学、教授、著述的实践过程中，高士宗逐渐形成了独到的中医理论与实践经验。其医学观点除了继承其师张志聪的学术思想外，更有高士宗的个人见解，如《黄帝内经素问直解》和《黄帝内经灵枢直解》(已佚)即是有别于其师观点、殚精研注十载而剖厥告竣的宏著。直至今日,《黄帝内经素问直解》在众多校注《黄帝内经》版本中仍被称为殿军之作。

1696年,高士宗聚门弟子于侣山堂书院,往复论难,集提命之稿及门弟子手录,而集成《医学真传》。该书是似于《侣山堂类辩》而更有独到见解的另一部钱塘医派讲学论道的传世佳作。

高士宗

著作简介

　　高士宗现存著作有四部，其中包括：自撰的《黄帝内经素问直解》，侣山堂讲学书稿《医学真传》，与张志聪合撰的《本草崇原》《伤寒论集注》。此外，高士宗还撰有《黄帝内经灵枢直解》《金匮要略集注》，可惜均已佚失。《续修四库全书提要》有如下记载：

　　"医学真传一卷（医林指月本）。清高世栻撰。世栻，字士宗，钱塘人。与同里张志聪讲学侣山堂，同研岐、黄、仲景之学。志聪之注《素问》《灵枢》《伤寒》《金匮》，皆预参订。《本草崇原》一书，则志聪创稿，而实由世栻成之。其自撰者，惟传《素问直解》及是书（《医学真传》）。是书乃教授及门之言，而诸门人所纂述者也。其名曰'真传'，因时医浅陋，但习一切方书，不知溯本寻源，无由窥见经论精要。故首明五运六气，六淫外感，七情内伤，脏腑经络，水火阴阳，简括《素》《灵》要义，以采其原理，次论诸证，皆抉其受病之由，指其误治之弊，以求正法之准，甘苦自知，乃不致肤泛不切。其用药、辨药二篇，即本于《本草崇原》之说，剖析言之，于笼统泛用及伪药误人之失，抉发尤多。卷末自述早年习医不得要领，误人自误，后与张志聪参究《伤寒》《金匮》《神农本经》及《素》《灵》诸书，始窥门径，谓'医理如剥蕉心，剥至无可剥，方为至理'，洵属名言。是书虽卷帙无多，实为体用兼备。中国医籍汗牛充栋，学者若无传授渊源，非陋即偏，至于不振。必赖明哲先导，端其根本，扩其规模，然后穷究源流，深窥堂奥，庶几贯通新旧，体用益宏。侣山堂讲学遗风，盖令人神往也。"

　　此段文字，记载了高士宗撰著《医学真传》《本草崇原》《素问直解》

三部著作的经历，以及《医学真传》与《本草崇原》内容的关联性。此四部著作，或高士宗与其师张志聪合撰，或高士宗独撰，或其讲学之稿。如《素问直解》和《灵枢直解》（已佚）即是高士宗有别于其师观点的著作。而《医学真传》则是高士宗在侣山堂书院讲学论道之书稿。真可谓是本草伤寒承遗训，直解素问传真学。高士宗的四部著作，是其殚精竭虑研习中医智慧的结晶，其医学学术思想亦充分体现其中。现就其现存的四部著作简要介绍如下。

一、《本草崇原》

  《本草崇原》，共计 3 卷，约成书于清康熙二年（1695）。该书是历史上第一部注释《神农本草经》的药学专著，摘录《本经》药 238 味（另有附品 52 种），全书按《神农本草经》三品分类法，共分三卷，药分成上、中、下三品，运用五运六气的理论，对 290 味中药从药物性味、生成、阴阳五行属性、形色等方面，做了恰当的阐释。《本草崇原》一书并非单纯地注释经典，而是作者结合临床实践对药物理论的进一步阐发，是一部临床实用价值颇高的本草学专著。

  1767 年王琦校刊《本草崇原》时，跋云："以上（本草崇原）集《神农本经》上中下三品药性，计若干种，为服食养生，祛邪治病之用……今之言药性者，往往杂取世俗孟浪之说，奉为律令，而于《神农本经》弃犹敝屣……张隐庵，高士宗作《本草崇原》，皆以《本经》为宗，而推衍之，发前人所未发者甚多，可谓良工心苦。第《乘雅》间杂闲文，语兼晦涩，性根谫陋者，多不能读。《崇原》则诠解明晰，中人以下，咸可通晓，似于新学为宜……学者苟能依此而详绎之，举一反三，引伸触类，自可以入烈山氏之藩篱，而得其妙用，视彼因陋就简之徒，杂采世俗之说，以处方定剂者，其得失不大有径庭耶。"《本草崇原》因王琦而得以公诸于世，王琦认为，《本草崇原》以《本经》为依归，对个中药物阐发颇为精当，且语义简明易懂，学者如能认真研阅《本草崇原》，可明《本经》之主旨，得药性之妙用，临证自可有的放矢。

（一）《本草崇原》的作者

《中国医学通史》记载："《本草崇原》，三卷，约始撰于康熙十三年（1674），著者张志聪殁而书未成，后由弟子高世栻续成。继而王琦访得副本，校刊后刻入《医林指月》丛书，时已在乾隆三十二年（1767）。以后续有翻刻……确为就本经释药性，以经解经之作。其小字注中于药物考订颇有见解，并述及当时品种混淆状态及鉴别特征，主治项下亦不乏新见。"《本草崇原》由张志聪晚年开始撰写，惜书未成而卒，后由其弟子高士宗续写而书稿终得以完成。然士宗"方欲刻版"，不幸亦亡，后由王琦将其印梓于世。

1767年，王琦校刊该书跋云："昔张君创其始，张殁而高君集其成，缮写样本，方欲锓版，高君又亡，事遂中辍，厥后样本传归胡念庵家，念庵父子谢世，不知又归谁氏，兹从胡之门人高端士处，得其移写副本，惜乎仇校未精，文句间有缺略讹谬，恐后之阅者，不免夏五三豕之叹，爰加订正，而授之梓，以公于世。"可以看出本书从成书至付梓的坎坷经历。亦能推想张志聪殁后，高士宗对本书继续撰写付出的辛勤汗水。可以设想，如果没有高士宗的前仆后继，没有王琦将其付梓于世，《本草崇原》或与世人无缘矣！

故在《续修四库全书提要》中载："本草崇原一书，则志聪创稿，而实由世栻成之。"

1999 年由郑林主编、中国中医药出版社出版的《张志聪医学全书》，收录了张志聪现在存世的八部医学著作，《本草崇原》亦录之于内。其云《本草崇原》"钱塘张志聪隐庵注释，同邑高世栻士宗纂集。"笔者认为此种提法较妥。"纂集"者，"纂"，搜集材料编书；纂集即"编写"也。由上文得之，《本草崇原》，张志聪有撰著，高士宗汇集志聪遗作继续撰著之，且该书最后由高士宗续成。

（二）《本草崇原》的药品略论

《本草崇原》按《神农本草经》三品分类法，将药物分为上、中、下三品，各一卷。依《本经》三品分类法，卷上为上品，收药 125 种；卷中为中品，收药 103 种；卷下为下品，收药 62 种。在卷上 125 种药名中有 32 种是附品。例如，苍术附在白术条下；莲花、莲蕊须、莲房、莲薏、荷叶、荷鼻 6 种附录在莲实条下；枸杞苗、地骨皮、枸杞子 3 种附录于枸杞条下；苏子、苏枝 2 种附录于紫苏条下；青橘皮、橘核、橘叶 3 种附录于橘皮条下；桑枝、桑椹、桑花 3 种附录在桑叶条下；侧柏叶 1 种附录在柏子仁条下；松节、松花 2 种附录在松脂条下；赤茯苓、茯神、茯苓皮、神木 4 种附录在茯苓条下；小荆实 1 种附录在蔓荆子条下；槐花、槐枝、槐叶、槐胶 4 种附录在槐实条下；鹤虱、土牛膝 2 种附录在天名精条下，除去附录药，上品实数是 93 种。中品 103 种，有附录药 15 种，如白前根 1 种附录在紫参条下；葛花、葛叶、葛蔓 3 种附录在葛谷条下；桃胶 1 种附录在桃仁条下；枳壳 1 种附录于枳实条下；皂角刺、皂荚子、肥皂荚 3 种附于皂荚条下；竹沥、竹茹 2 种附录于竹叶条下；蟹壳 1 种附录于蟹条下；蝉蜕 1 种附录于蚱蝉条下；原蚕沙 1 种附于白僵蚕条下；蜗牛 1 种附于蛞蝓条下，除去附录药 15 种，实数只有 88 种。下品 62 种，乌头、乌喙 2 种附录于附子条下；柳叶、杨柳枝及根白皮 3 种附录于柳花条下；剔除 5 种附录药，实数只有57种。全书所选药物的条文都是摘自《证类本草》白字，并逐句加以注解。

考《本经》上品药125种，本上经；中品药120种，本中经；下品药120种，本下经。《本草崇原》上部93种，《本经》中32味药没有录用；中部88种，《本经》中32种没有录用；下部57种，《本经》中63种没有录用。

《本草崇原》中每种药物大致先论《神农本草经》的内容，如药名、性味、主治、应用等。次为注文，注文中又有小字注和大字注之分。小字注主要内容是药品的别名、产地、形态、品质、真伪等，其中对药物品种的考证与发挥颇为详细，对易于混淆药物的形态描述及真伪辨别，亦有详备论述。大字注主要内容为阐发《神农本草经》中药物的性味、功能主治等。这对于读者理解《神农本草经》原文很有帮助。由于《神农本草经》代远年湮，今人想要顺利读懂原文，正确领悟原旨精神，已成难事，《本草崇原》对药物的阐释，无疑有助于解决这一难题。《本草崇原》的注释，基本上不离《神农本草经》原文宗旨，其发挥之处，或为前人经验总结，或为作者本人的心得体会，其中颇多实用价值。《中华医学大辞典》云："《本草崇原》……取《神农本经》加以诠释，发明处颇多。"

高士宗对《本草崇原》中的部分药物，在阐释之后又增入补充按语。例如，土瓜根条，高士宗补充说："愚按土瓜……《本经》虽有其名，今人未之识也。"王琦云："按《月令》，所谓王瓜者……遍处有之，民间往往认作栝蒌，高氏以为今人未之识者，盖以此故耳。"《本草崇原》最终在高士宗的尽心撰著下，得以完整展现于世人，其立足于注释《神农本草经》之旨，务达崇《本经》之原的目的，为近代注释本草的精纯之作。《本草崇原》阐释明晰，于初学者尤为适宜，故乐读者甚众。该书以简练通俗的语言阐释本草，使后人能通晓经旨，以知其性而用之，则用之有本，神变无方。

二、《伤寒论集注》

（一）《伤寒论集注》的作者

《中国医学人名志》云："高士宗……又注《伤寒论》。"《伤寒论集注》一书，为高士宗与张志聪合著，即由张志聪注释，高士宗纂集并进一步注释而最终完稿的。张志聪晚年始著此书，无奈稿未成而病卒，遂由高士宗等人继续辛苦参订、纂集而终得以付梓于世，高士宗对老师的学术思想持批判继承态度，对张志聪的某些观点持有不同见解，对《伤寒论》有着个人的独特理解，可以说是青出于蓝而胜于蓝。故张氏殁后，高士宗承遗训继续撰著《伤寒论集注》时，不可避免地渗入了自己的学术见解。是书凝聚着师徒二人共同的学术思想。

（二）《伤寒论集注》的撰著目的

《伤寒论集注》，共计六卷，成书于清康熙二十二年（1683），正处于明末清初（约 1600～1700）"朴学"兴起时期。朴学又称考据训诂之学，反对空谈，注重资料搜集和证据罗列，重视考证，主张"无信不征"，以求实切理为旗帜。

《伤寒论集注》一书重视考证，主张"以经释论"。《伤寒论集注·凡例》中云："医理阐自轩岐，伤寒撰本灵素，千百方书，皆属旁门糟粕。"《伤寒论集注》认为《伤寒论》不是断简残篇，遽然加以条裂节割。治《伤寒论》的主要方法，是"拈其总纲，明其大旨"，从而"汇节分章"，使其"理明义尽"。因此本书反对重订伤寒论，认为仲景旧论，条理相贯，首尾相应，是完整之作，故主张维护《伤寒论》原貌，探本求原，考证求实，注重"以经论证""以证论证"，以期知仲景之旨，明仲景撰论之原，入仲圣之门墙。

三、《黄帝内经素问直解》

（一）《黄帝内经素问直解》的撰著缘由

"医之始，本岐黄，灵枢作，素问详"，《灵枢》9卷，《素问》9卷，通谓之《黄帝内经》，《汉书·艺文志》载《黄帝内经》18篇，它是中国医学的源始、第一部中医经典著作。侣山堂医家们尊经崇古，以研习古典经论为首务，考据之风盛行。作为医学经典之首的《黄帝内经》，钱塘医家无不潜心研习，将注释、阐发、辑轶《黄帝内经》推到了一个新的高度。张志聪先生首创集体研究医经，合力注释《内经》的风格，用5年时间与同学高良参究而编撰成《黄帝内经集注》(《黄帝内经素问集注》9卷、《黄帝内经灵枢集注》9卷)，该书发挥集体的智慧和力量，"以经解经"，论理详尽，贴近实际，以使后学者读之能够掌握《内经》的医理。其注释水平可以说已经非常高。作为张志聪的弟子高士宗，亦参与了《集注》的参订工作，可谓得益匪浅。其又为何殚精竭虑十载撰著《直解》？

高士宗认为《内经》乃医道之原，明道之书，虽传之数千百年，经论却不彰明。各家虽有注释，或苟简隙漏，或敷浅不经。张志聪之《黄帝内经素问集注》，虽博采众长，义意却显艰深，研阅诚难。故其殚心研注《内经》十载而更注之，于清康熙三十四年乙亥（1695）著成《黄帝内经素问直解》9卷。高士宗在《黄帝内经素问直解·凡例》中云："隐庵集注，义意艰深，其失也晦。余不得已而更注之，颜曰'直解'，世之识者尚其鉴诸。"而"隐庵先有集注之刻，不便雷同，故曰'直解'。注释直捷明白，可合正文诵读"，或可有裨于世。

（二）《黄帝内经素问直解》的撰著特点

《黄帝内经素问直解》，共计9卷。成书于清康熙三十四年乙亥（1695）。此书凝聚着高士宗本人对中医经典著作《黄帝内经》的深厚感情。他历经十载，吸取历代前人注释《黄帝内经》的优点，青出于蓝而胜于蓝。高士宗在参与老师张志聪《黄帝内经素问集注》撰著过程中，深感《黄帝内经素问集注》义奥难懂，注文冗长。高士宗《黄帝内经素问直解》一书对《黄帝内经》进行了全文分卷、分篇、分节注释，以简洁的笔锋、晓畅的文字对《素问》全文进行了逐一注释。

关于《素问》每篇名目，马莳、张志聪等医家只是部分注解，而高士宗在《黄帝内经素问直解》中，不仅对《素问》81篇各篇名目一一注释完整，而且对《素问》各篇重新分节分卷，使《素问》以"直解"的清新风格展现于世人面前。

高士宗在撰著《黄帝内经素问直解》的过程中，认真研习《素问》一书的各家注释，认为各家之注虽有千秋，然或有苟简隙漏，或肤浅不经，或意义奥雅艰深，令学者望若茫洋。故高士宗昼夜悟思岐黄精义，吸取《素问》各注本之所长，不仅以简洁的语言重新注释经文，同时，撰著过程中非常重视校勘学的运用，言语明白晓畅，敢于疑古。对《素问》内容脱误者，仔细考校，缺残处予以订正，文字脱落处予以增补。对前人所注错误之文一概不袭，并提出自己对《黄帝内经》条文的独特见解。高士宗《黄帝内经素问直解》因文字简洁，至今仍是研读《黄帝内经》的重要参考书。

四、《医学真传》

《医学真传》，1卷。成书于清康熙三十八年（1699）。该书是由高士宗讲授，其学生王嘉嗣等摘录汇集而成书，是高士宗晚年的著作。《医学真传》开篇云："丙子春，先生聚门弟子于侣山讲堂，讲学论道，四载有余。群弟子先后进问，道渐以明，医渐以备。先生著示及门嗣等手录者，不下百余则。因谓及门曰：此医学真传也，汝等录之，将来可以公诸天下矣。"

（一）《医学真传》的主要内容

医之道奚起乎？仲师既殁，医道遂失。高士宗群弟子论难求道于侣山堂，集其所论，冀可使医之道复渐以明，医之理复渐以真，医之传复渐以续。

《医学真传》一书，潜搜默会，剔隐钩微。意宗前哲，而言其所未言；说本先民，而发其所未发。辨之于疑似，而无毫厘千里之差；晰之于微茫，而有一举百当之妙，固已入堂跻奥，而非稍窥藩阃者所可望其肩项也。本书是高士宗讲学记录，后由其学生王嘉嗣、曹增美、管益龄、徐麟祥、朱升、杨吴山、杨昶、奚天枢等摘录汇集整理而成书。本书主要包括四个方面：①基础理论（脏腑经络、气血、六淫、七情等）；②诊断法则（辨舌、诊脉大法等）；③辨证施治（内科杂病、胎产疾患、儿科等）；④方药运用（方药、用药大略、辨药大略等）。

（二）《医学真传》的学术价值

《医学真传》的内容主要在侣山堂书院中产生，这就决定了它的内容与书院特点密切相关。第一，书院集教、学、研于一体，集思广益，重视理论与临床实践相结合，书中记载了丰富实用的中医理论与临床经验；第二，高士宗崇阳而重温补、重视五运六气的学术观点，在书中得到了充分体现。

《医学真传》虽仅三万余字，却对中医病因学说，如外感六淫、内伤七情等，从运气学的角度进行了高度阐发，切合临床实践；对中医基础理论内容，如脏腑经络、三焦、命门等学说，从中医经典书籍如《黄帝内经》《伤寒论》等着手，进行了深入分析与探讨；同时，《医学真传》对中医临床之望、闻、问、切四诊，亦有深刻论述；《医学真传》又对部分中药，从辨证的角度进行阐释，切合临床实践，颇有独见之处。高士宗非常重视人体正气，强调正气虚弱乃发病的根本原因，这些精辟的论述，与其长期从事临床，有着精湛的医术是密不可分的。时至今日，《医学真传》的内容，仍能很好地指导临床，是探讨中医理论与临床实践的重要参考书。

高士宗

学术思想

一、学术渊源

高士宗的学术思想，在早年从医的基础上，主要是在侣山堂书院中形成的。侣山堂书院，坐落于美丽的杭州吴山（古称胥山）脚下，创立于清康熙三年（1664），是明清时期浙江首创的中医民间教育讲学书院，也是高士宗跟随张志聪讲论轩岐之道和张仲景学术及著书、诊疗的场所。

（一）高士宗其师

在高士宗的著作中，《本草崇原》《伤寒论集注》二书，是与其师张志聪合撰而成。高士宗对张志聪崇拜至极，并一生追随，源清则流清。笔者对张志聪的生平、著作简要介绍如下。

1. 张志聪生卒年考略

张志聪，字隐庵，明末清初著名医家。浙江钱塘人，生卒年不详，后世记载年限不一。笔者根据张志聪在《侣山堂类辩·戊癸合化论》中所云"顺治辛卯岁，予年四十有二"（顺治辛卯年为1651年）推之，张志聪约生于明万历三十七年（1609）。又，高士宗作《伤寒论集注》序时，恰值康熙癸亥（1683），其云："隐师首肯再三，于是更为集注，奈稿未成而遂抱肺病以逝。"故张志聪享年应不高于74岁。

2. 张志聪医学经历考略

张志聪创办侣山堂书院，讲学、论道、诊病、注释经典，成就卓著。张志聪在《伤寒论宗印》自序中说："聪家世南阳，值汉室之乱隐居江右，十一世祖游宦钱塘卜筑湖上，自仲祖及今四十三叶矣。其间以医名者，什有二三。余因髫年失怙，弃儒习医于兹，历三十年。藉卿子师开示广览前代诸书，《灵》《素》以降，伤寒一论诚立法垂教之要典也！"张志聪自称其是张仲景后裔，先祖为河南南阳人，后世祖迁徙浙江杭州，以占卜为业。其祖以医为业者，仅"什有二三"。张志聪幼年丧父，因而弃儒学医，曾师从当时伤寒大家张遂辰（字卿子）先生，尽得其真传。张志聪广览前贤诸书，学识超群，对《素问》《灵枢》《伤寒论》等经典医籍均有深入研究，而对《伤寒论》的研究尤为深入。张志聪认为，《伤寒论》是立法垂教之要典，医学入门之根蒂。他在《侣山堂类辩·医学入门》中指出，"明乎伤寒之道，千般病难，不出于范围焉。故医学入门，当从伤寒始，先难其所难，而后易其所易"。张志聪一生精勤不倦，立志于张仲景之学，"经寒暑，历岁月，废寝食，绝交游，春花秋月之莫问，澄水佳山之弗临，总期无负于仲祖之志"。高士宗尝赞其师曰："（张志聪）童而习之，至于耄期，未尝倦学。"

张志聪受同代名医卢之颐的影响，集同学及门弟子数十人，构建侣山堂书院于胥山脚下，开堂讲学，著书立说，诊病疗疾。并以集注形式著书，开集体创作之先河。张志聪一生注重中医经典著作研究，对其后的中医典籍研究影响甚大。

（二）侣山堂之由来

侣山堂书院，初由张志聪创立。张志聪在《侣山堂类辩·序》中云："余家胥山之阴，峨嵋之麓。有石累焉纷出，余因其屹然立者，植之为峰；块然栩者，依之为冈；峭然削、洞然谷者，缀之为曲屈、为深窈。就其上筑数椽，而南则拘轩临其山。客有访余者，望其蓊蔚阴秀，咸低徊留之，拟冷泉风况焉。余日坐卧轩中，几三十年，凡所著述，悉于此中得之。"此段文字记载的"胥山"，乃现杭州吴山之古称，俗称城隍山，位于钱塘江北岸，西湖东南，是天目山山脉延伸入城之尾。在西湖之北，称葛岭与宝石山，在西湖之南就是吴山。吴山实是众多山脉的总称。而吴山西北有一峨嵋山脉，山下有一山庄，此处即是侣山堂。"侣山堂"三字，是张志聪取自苏轼《赤壁赋》中"侣鱼虾而友麋鹿"之句，取"侣伴以傍山"之意。此处风景绮丽，奇峰怪石，树木林立，曲径通幽，流水潺潺，草木郁郁葱葱，鸟语花香，让人流连忘返。当时的钱塘医家们常来此侣山堂品茗论医，各抒己见，交流探讨医学。张志聪坐卧南轩"几三十年"，专心著述、热情讲学、师生们共同论医的氛围弥漫着整个山庄，雅逸情趣，如沐春风，呈现出一派中医学术繁盛之象。诚如《清史稿·列传二百八十九·艺术一》中所载："（志聪）构侣山堂，招同志讲论其中，参考经论，辨其是非。自顺治中至康熙之初，四十年间，谈轩、岐之学者咸归之"。张志聪除召集医学友人及门弟子在侣山堂著述、讲学之外，还以侣山堂为诊所，救民疾苦。因此，侣山堂书院名盛一时，成为当时钱塘医家的主要医学活动场所。而浙江钱塘亦因侣山堂的缘故，医学人才荟萃，医家云集。可惜时光如隙中驹，侣山堂毁于清代乾隆年间的战乱之中。如今面对旧址只能感叹当时城隍山下中医氛围的浓厚以及钱塘医家们的卓越才华，为他们对中医学的执着精神而感动。面对现代中医学教育与医疗环境和中医学者的治学态度，不禁令笔者陷入深思。

人面不知何处去，钱塘依旧东流水。如今，侣山堂的先贤们已逝，侣山堂亦不复存在，但侣山堂医派的岐黄功绩却永不磨灭。因侣山堂所遗留之侣山堂医学精神代代传承，时至今日，仍为后世医家所称道。

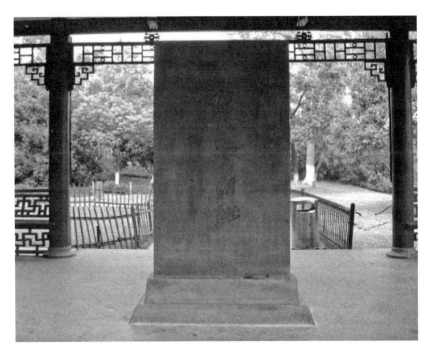

注：上图是坐落在今杭州市上城区吴山脚粮道附近的侣山堂遗址。

（三）侣山堂的讲学理念

侣山堂书院，使中医民间教育活动在钱塘胥山持续了将近百年，清代的民间中医教育也因此出现了中医学史上难得的繁荣景象。诚如清代王琦所赞："自顺治到康熙之初，40 年间，外郡人称武林（钱塘别称）为医薮。"在近百年中医教育过程中，在高士宗等侣山堂医家的悉心主持下，侣山堂书院形成了自己成熟的讲学理念。

1. 传承中医，重视经典

侣山堂书院的讲学理念，由卢之颐首创于明代末年。《清史稿·列传二百八十九·艺术一》中载："明末，杭州卢之颐、繇父子著书，讲明医学，志聪继之，构侣山堂，招同志讲论其中。"其后张志聪效仿卢氏，在侣山堂构书院论医讲学，培养了一大批优秀的中医人才，而高士宗为其中最有成就者。张志聪逝世后，高士宗禀师训，继续坚持在侣山堂讲学论道，传承中医，四载有余。其后，侣山堂讲学一直延续至光绪年间。

据浙江中医学院（现浙江中医药大学）胡滨等考证：卢之颐为完成父亲卢复的《本草纲目博议》，在编撰《本草乘雅半偈》的多年之中，经常邀请地方名医在家中讨论医学，并将诸医家意见融入撰著之中。同时卢之颐广受大家推荐，常在家中讲述《灵枢》《素问》、张仲景学说等医学经典理论。渐而久之，卢之颐善讲医经的名声便传播开来，慕名者接踵而至，连已拜在张遂辰门下的张志聪都常常前去听讲。在集体学习和研讨的过程中，张志聪的医学理论与临证经验都取得了长足的进步。同时，受卢之颐家中聚众讲学问道的启发，张志聪在自家诊所侣山堂开讲医学并广聚同学，将小型的家庭讲学模式上升至民间中医教育模式。张志聪主持侣山堂讲学延续30年，直至罹病逝世，可谓耗尽了一生之心血。张志聪逝后，其"高子"（高士宗）便继承老师的讲学事业，继续主持侣山堂教学活动。

高士宗晚年，一方面继续主持侣山堂事务，另一方面笔耕不辍，不忘著述医书。仿照《侣山堂类辩》体例，将其在侣山堂讲学、论道、诊病的记录，由弟子整理梓行，并命曰《医学真传》。是书充分体现了高士宗"以示正道，以斥旁门，而使初学者不可不慎也"的思想。此书与《侣山堂类辩》，乃侣山堂医派论医讲学的姊妹之作，各有千秋。

侣山堂书院海纳百川，以博大的胸怀聚众讲学，传授中医知识，重视经典理论，崇尚苦志读书，播下了一粒粒优秀的中医种子，在钱塘一带生根发芽。张志聪在《侣山堂类辩·〈针经〉论》中说："其间义理精微，不能尽述，苟非生知睿圣，焉能洞察膈垣？诚三才之原始，实医学之上乘，后世视为《针经》而忽之！医者能明正气之生始出入，而后知邪病之虚实浅深，舍根本之大道，而反循末务，设遇盘根错节，靡不意乱心迷，若能潜心此经，自然出类拔萃。"在《侣山堂类辩·伤寒书论》又云："若学者熟读全书，细心体会，其中义理，如神龙出没，首尾相顾。一字一句，条分缕析，鳞甲森然，得其蕴奥，自有精华滋味，非比尘垢糠粃。"《侣山堂类辩·〈金匮要略〉论》云："学者潜心此书，得其要而引伸之，天下之理，其庶几乎！"张志聪认为，《针经》《伤寒论》《金匮要略》乃医学之根本，学者当细心体会其中奥理，果能潜心研习诸经典医籍，自能得其精义而受用无穷。侣山堂书院中追随张志聪者，无不受此思想影响，全心研究经典医籍，这就无形地为中医经典的传承与发扬播下了无数种子，待春雨而茁壮成长为一代名医。高士宗秉承师训，对医学经典理论尤为重视，朝夕参究经论、主持讲学、撰著医书、传承医道，使"道渐以明，医渐以备"。

2. 教学相长，集体著述

侣山堂书院海纳百川，聚众办学，同时在集思广益之中，创集体撰著经典古籍之源，通过师生互学互进，汇众人智慧来进行古代经典医著的研究整理。侣山堂书院在师生集体努力下，对《黄帝内经》《神农本草经》《八十一难经》《伤寒论》等中医经典，进行整理研究或注释阐发。《黄帝内经素问集注》《黄帝内经灵枢集注》《伤寒论集注》《本草崇原》《本草崇原集说》等，都是集体研究探讨的结晶。如张志聪的《黄帝内经素问集注》，就是以张志聪为主，同学参订，门人核正，充分发挥集体的智慧与力量，历时五年编撰而成，这在《内经》注家中及医学史上是史无前例的。而作为侣山堂书院临床教学参考书的《侣山堂类辩》和《医学真传》，虽然是张志聪、高士宗二人的讲学内容，但也不乏门人学生的微悟与卓见。如《伤寒论集注》"伤寒论卷·第一"篇记载："钱塘张志聪隐庵注释、同学高世栻士宗纂集、门人朱景韩济公、曾时秦玉阶参订等";《侣山堂类辩》"春伤于风，夏生飧泄；秋伤于湿，冬生咳嗽""冬伤于寒，春必病温；夏伤于暑，秋必痎疟""能食而肌肉消瘦辩""附百详丸说""胎前论"等篇中末段有"（张）开之曰"；"往来寒热论"等篇末有"男玉师曰"；"大枣""栀子""姜附辨"等篇末有"元如曰"；而《医学真传》开篇即云："高士宗先生手授医学真传：受业门人王嘉嗣子佳、曹增美自玉、管益龄介眉、徐麟祥皆知、朱升曙升、杨吴山迈埜、杨昶长舒、奚天枢尚公述。"侣山堂师生共同学习经典、探讨经论、教学相长。侣山堂师生广开言路，集思广益，发挥集体智慧，著述医书，硕果累累，为中医学术的传承与发展做出了积极贡献。

3. 知行相长，救民疾苦

"以行而求知，因知以进行"，苦志研经者，是免庸医之责，更是志为良医，救民疾苦也。侣山堂医家尚经典理论研究，然其亦明"久读王叔和，不如临证多"的深刻内涵，故集理论、临床于一体，知行相长，以理论之学促临床之效，以临证之效证理论之学。张志聪在《侣山堂类辩·医以力学为先》中云："月三、六、九晨，集及门，说《内经》及《伤寒论》，讲毕，谓诸生曰：时俗相沿云，行医全凭时运，予以为不然。诸生来学，当苦志读书，细心参究，庶可免庸医之责。若凭时运，则何业不可为，而习此苦难之事？"并引古人之语谆谆教诲侣山堂同学弟子及诸医学生"医不读书，纵成仓扁，终为技术之流，非士君子也，卢不远先生曰，当三复斯语"。寥寥数语道出医者读书是为致用，是为得良术成良医而救民疾苦。

在今杭州市上城区大学路（原称"蒲场巷"，1927 年更名为大学路）东，美丽的贴沙河西岸，坐落着浙江中医药大学中医门诊部，每天到此求诊问药的患者甚众。然而鲜有人知，百年之前，钱塘医家张卿子曾在"蒲场巷"行医，并以善治伤寒而名闻四方，门庭若市，其医德高尚，救民无数。记述清末政事为主的《蕉廊脞录卷》中记载了张卿子在大学路救民疾苦之情景："张遂辰……精于医学，岁辄活数百人。所居在城东，至今名为张卿子巷，盖当时妇孺皆震其名，委巷流传，竟成故实。西农每于岁阑，辄勉诫子息云：'家足过年之用，坐无寒士之求，不惟无愧本心，抑且无别流俗。'……樊榭《东城杂记》称清门世德，可以激薄停浇。先正风流，不徒以高隐名矣。"张卿子《蓬宅编诗集》序中云："余自白下归……善病，喜读黄帝书，见同病者，辄恻恻然相哀怜，为之决死生，辨强弱，无论中与否，丐方求诊，遂妇孺知名，几于长安市上不能凿怀遁矣。"张卿子一生敦德励学，求诊者倾动海内。曾有月塘沈文学咯血，张卿子立方一张，退谓其友人曰："当小愈，再发，则不可治矣。易他医果愈，阅数月死。"友骇之，请其故？曰："一日咯血，遂临床蓐，此不独心肺伤，五脏皆损矣。稍得延者，年壮参力胜也。"其诊断精确，料病如神如此。

作为张卿子的弟子，张志聪亦精临证。侣山堂本为张志聪诊室，临证为人治病立方奇巧，医技精湛，为传承中医，其又在此著书讲学，知行合一，为世人所敬仰。

高士宗，因病习医，尤爱医学，师从张志聪十余年，于医理医术造诣皆深。他深究经典，以经论指导临证，不为时俗所左右，辨证精准，疗效颇佳。

钱塘医派其他医家，如卢之颐、仲学辂等，亦均为杏林妙手，以擅疗疑难杂病而著称于世。他们救民疾苦，知行相长，更将临床验案回归理论，撰著成书，如传载侣山堂医派讲学内容的《侣山堂类辩》《医学真传》等，都是理论联系实际，阐明中医临床辨证论治思想的肺腑之言。

二、学术特色 🦢

统览高士宗的四部著作，不管是其对经典医籍的注释，还是其对张志聪著作的发挥，乃至其讲学书稿，均渗透着其特有的学术特色。

（一）经典注释特色

高士宗是侣山堂医派的重要代表人物之一。侣山堂医派重视经典医籍研究，集思广益，集体探讨与编注的特点，在高士宗四部著作中均有体现。

1.以晓畅语言注释经典

（1）简洁明了释《素问》

高士宗在王太仆、马元台、张志聪注释《内经》的基础上，集各家注释《素问》之优，摈各家注解之弊。高士宗认为，其师张志聪的《黄帝内经素问集注》"义意艰深，其失也晦"，所以他在撰著《黄帝内经素问直解》时，注释力求简洁晓畅，如此则可合正文诵读，故名曰"直解"。

《黄帝内经素问直解》以其明白晓畅，著称于众多《素问》注本之中。全书注重前后连贯，注释时往往首明每篇经文大旨，认真诠释各篇名目。高士宗站在《素问》全书整体的高度，将每篇经文分为数节分别注释，意在使学者易于领会。

高士宗还就《黄帝内经素问集注》和《黄帝内经素问直解》，对《素问·五脏别论》中的"奇恒之府"的解释进行讨论。张志聪认为，"地主闭藏而上升，天主化施而下降。言人之藏府形骸，应象天地阴阳之气。此六者，与传化之府不同，故名曰奇恒之府"。此注并未阐明为何称"奇恒之府"。高士宗则更注曰："此六者，藏精藏血，胎息孕育，犹之地气之所生也，六者皆藏于阴，而象于地，故藏而不泻，此脑髓骨脉胆女子胞六者，所以名藏也，或以为府，亦不如六府之传化，是名曰奇恒之府。奇，异也。恒，常也。言异于常府也。此方士以脑髓为藏，而或以为府也。"高士宗在此明确指出，"奇，异也。恒，常也。言异于常府也"。盖奇恒之府，形体似府（中空），功用似脏（藏），亦脏亦府，别于脏又别于府，故于脏府之外，又单独提出来讨论。这就是高士宗"青出于蓝而胜于蓝"之处，这同他精于校勘，注重临床以及其深厚的文字功底是密不可分的。在高士宗之前，方士或"以脑髓为藏"，或"以肠胃为藏"，"皆自谓是"，可见认识是比较混乱的。本篇高士宗之注，清晰解析奇恒之府的同时，又纠正了方士在认识上的错误，使学者读之一目了然。从《黄帝内经素问集注》和《黄帝内经素问直解》对"奇恒之府"的注释，可以看出高士宗对经文的注释的确是比较清晰明白的。

再以王冰注、张志聪注与高士宗注来比较，关于《素问·玉版论要》中"神转不回，回则不转"，王冰注云："血气者，神气也。《八正神明论》曰：血气者，人之神，不可不谨养也。夫血气应顺四时，递迁囚王，循环五气，无相夺伦，是则神转不回也。回，谓却行也。然血气随王，不合却行，却行则反常，反常则回而不转也。回而不转，乃失生气之机矣。"张志聪注云："神者，五藏血脉之神气也。盖脾为孤脏，中央土，以灌四旁。五脏受气，转而不回者也。如逆传其所胜，是回则不转，乃失其相生旋转之机矣。"诸家解释"一"为"神"无异议，但对为什么是"神"呢？唯有高士宗解释最为明白，其注云"一者神也，色脉本神气以运用，左旋右转而不回。若回则不能旋转，乃失其运行之机。"相比之下，高士宗注文显得尤为晓畅清晰。

又如，《素问·阴阳应象大论》中的"喜怒伤气，寒暑伤形，暴怒伤阴，暴喜伤阳"一段经文，张志聪在《黄帝内经素问集注》中注云："喜怒由内发，故伤阴阳之气。外淫之邪由皮毛而入于肌络脏腑，故寒暑伤形。马（元台）氏曰，举喜怒而凡忧思恐可知矣，举寒暑而凡燥湿风可推矣。"对此，高士宗更注云："人之志意起于内，故喜怒伤气，天之邪气起于外，故寒暑伤形，举喜怒而悲忧恐在其中，举寒暑而燥湿风在其中。在天则寒为阴，暑为阳；在人则怒为阴，喜为阳。故卒暴而怒，则伤吾身之阴气；卒暴而喜，则伤吾身之阳气。"高士宗以"起于内"将"志意"因机概括而出，以"起于外"将"寒暑伤形"因机概括而出。任应秋赞其"发挥无多，却能大畅厥旨"，这是高士宗作注的特点。

再如，《素问·脉解》中"所谓浮为聋者，皆在气也"，《集注》对此句经文的注释颇为繁杂深奥，云："此申明经气之有别也。如阳气盛上。而所谓耳鸣者，因气而病经也。若所谓浮为聋者。皆在气也。按此篇名曰脉解。而篇中上论三阴三阳之气。并不言及经脉。盖解释经脉之气。三阴三阳之气也。经脉之病。三阴三阳之气所致也。故曰所谓。曰者。言所谓有如是之病者。乃阴阳气之盛衰。而证见于有形也。若所谓浮为聋者。皆在气而不涉于经也。"再看高士宗所注："手太阳之脉入耳中，所生病者，耳聋。故申明所谓浮为聋者，是逆气上浮而为聋，皆在气也。"高士宗此注可谓精简，一语道出经义"是逆气上浮而为聋"。

《黄帝内经素问直解》通篇注释简洁，其从经文本意出发，又能联系临床，在注释中常以寥寥数语，便中肯地道出主旨大意，颇为一目了然，实符"直解"之意，无怪乎在众多《素问》注本中，《黄帝内经素问直解》以其明白晓畅著称于世。

《黄帝内经素问直解》，凝聚着高士宗本人对《黄帝内经》的深厚感情。他历经十载，吸取历代前贤注释《黄帝内经》的优点，不仅以通俗简练之语为其特征，并且敢于疑古，提出自己对《黄帝内经》条文的独到见解。

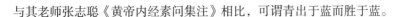

与其老师张志聪《黄帝内经素问集注》相比，可谓青出于蓝而胜于蓝。

（2）语言晓畅释《伤寒》

《伤寒论集注》是侣山堂医家的重要著作之一。钱塘医派研究经典医籍的特点，充分地体现在《伤寒论》研究中。综观《伤寒论集注》，可谓凝聚了众多侣山堂医派弟子的智慧，是由张志聪与同学们共同讨论、撰著而成稿。

高士宗在完成张志聪遗著《伤寒论集注》的过程中，将"简洁晓畅"的笔锋运用于《伤寒论集注》的注释中。虽至今无法完全区别具体经文由谁注释。然有一点可以肯定的是，高士宗注释《伤寒论集注》时，已将其晓畅的笔锋潜移默化地运用于《伤寒论》注释中。

笔者借《伤寒论》118 条作为论述对象，以《伤寒来苏集》注释文作为比较对象，来论证《伤寒论集注》这种简洁晓畅的笔锋。《伤寒论》118 条文："火逆下之，因烧针，烦躁者，桂枝甘草龙骨牡蛎汤主之。"《伤寒来苏集》中的解释是："三番误治，阴阳俱虚竭矣。烦躁者，惊狂之渐，起卧不安之象也，急用桂枝甘草以安神，龙骨牡蛎以救逆。"而《伤寒论集注》中对此条经文解释为："火逆者，因火而逆也，逆则阳气上浮，下之则阴气下陷，因加烧针则阴阳水火之气不和。夫太阳不得少阴之气以和之则烦；少阴不得太阳之气以下交则躁。宜桂枝甘草龙骨牡蛎汤，和太阳少阴，心肾相交之血气。"比较两种解释，前者只是简单地解释了病机，即火逆、下法、烧针三法属误治，使阴阳俱虚。而后者将火逆、下之、烧针所致阴阳俱虚的机理均进行了详细的阐发，使我们对这条经文有了更深刻的理解。这种注释特点，与高士宗注释《黄帝内经素问直解》，是一以贯之的。

2. 集各家之优解释篇名

高士宗注释《素问》，参阅王冰、马莳、张隐庵等医家注释，认为此数位医家注释，俱属全文。同时，高士宗细心考校订正，缺如者补之，讹误者订正，重复者删削……对《素问》贡献弥足大也。

首先，高士宗对《素问》每篇中的名目进行了重新校注。关于《素问》每篇名目，如果仔细翻阅历代研究《素问》有重要影响的医家，如马莳、张志聪等的书籍时，会发现他们并没有全部对《素问》每篇名目进行注释解析，即便进行注释，或行文艰涩难懂，或语之不清，或过于简单，后学者读之如在云雾。

继王冰《补注黄帝内经素问》之后，马莳对《黄帝内经》重新分卷为《素问》9卷和《灵枢经》9卷，马氏对《内经》经文逐篇逐段进行注解，其补缀唐人王冰注释《内经》罅漏等方面，贡献颇大，被称为继王冰后注释《黄帝内经》第二大注家。

如前所述，高士宗参与了《黄帝内经素问集注》的编纂，故本章节选取马莳《素问注证发微》与张志聪《素问集注》所注释的九篇名目，分别与《直解》注释名目进行对比并论述之，以彰显《直解》注释《内经》名目特色。

（1）《黄帝内经素问注证发微》与《黄帝内经素问直解》篇名诠解比较

马莳的《黄帝内经素问注证发微》中的"刺疟篇第三十六"和"四时刺逆顺论第六十四"，并无名目注释，而其他篇之名目注释，多是仅仅一两句话，解析并不明白晓畅，而在"天元纪大论第六十六"篇中，马莳对此篇名目解释最详，却又显得繁冗。其与《直解》之短长，现摘录数篇名目，比较于下。

①《素问·刺疟》篇名诠解

此篇名目，《注证发微》缺。高士宗在《直解》中将其补出："帝承上篇《疟论》，而申明刺疟之法。举三阳三阴、五藏胃府之疟，以及风疟、温疟，各有刺治，因名《刺疟》。"高士宗补充了马莳之所缺失名目解释，以短短数语，道出"刺疟篇第三十六篇"主要内容，并指出此篇乃承上篇《疟论》。关于"疟论第三十五"名目，《注证发微》中马莳是这么注释的："'疟'，凌虐之义，故名篇。当与《灵枢·岁露论第七十九》参看。""凌虐"致"疟"，何气使然？分型如何？从名目解释中并不能得知。而高士宗鉴于马莳所注过于简单模糊，更注之，曰："风雨寒暑，皆为疟病。日作之疟，卫气应乃作。邪客脊背，循风府而日下一节，则发日晏。出于风府，注伏膂而上出缺盆，则发日早。邪薄五脏，横连募原，则间日乃作。邪与卫气，客于六府，循行失度，则间二日，或休数日乃作。夏伤水寒，秋伤于风，则为先寒后热之寒疟。冬中风寒，藏于骨髓，夏暑乃发，则为先热后寒之温疟。肺素有热，用力劳形，气不归阴，内藏于心，舍于分肉，则为但热不寒之瘅疟。"高士宗以短短数语，将本篇所论"疟"病的病因、病机、临床证候诊断等做了简洁明晓的解析。后学者从此数语，可对该篇大义有一轮廓。高士宗对篇名之注释，对研习《内经》，厥功伟哉。

②《素问·四时刺逆从论》篇名诠解

此篇名目，《注证发微》缺。高士宗亦在《直解》中将其补出："四时刺逆从者，春刺经脉，夏刺孙络，长夏刺肌肉，秋刺皮肤，冬刺骨髓，四时各有所刺，刺之从也。刺不知四时之经，正气内乱，中伤五藏，死之有期，刺之逆也。四时合五行，六气亦合五行，故论四时刺逆从，先论六气有余不足滑濇之病也。"高士宗在此注文中指出了本篇命名"四时刺逆从"的缘由：顺应四时五行六气而刺者为从，反之为逆。人与自然相应，四时合五行，六气亦合五行，脉亦应之。如果违反了这一点，就会导致各种病变的发生，这些病变亦能以"逆从"来解释、治疗。故命之为"四时刺逆从论第六十四篇"。高士宗从名目注释中论述人身经脉之气与四时之气相应，人与自然息息相通。这是高士宗整体观学术思想的体现。

③《素问·阴阳离合论》篇名诠解

此篇名目,《注证发微》中,马莳给予一句注释:"阴阳者,阴经阳经也,其义论离合之数,故名篇。此与《灵枢·根结》相为表里。"关于"离合"之含义,马莳并未解释。高士宗认为马莳此句虽注,实未注也。注者,使读者明白晓畅也。故高士宗重新注释,认为此篇乃与上篇(阴阳应象)相承,并以对比之法解释"离合"二字:"应象者,阴阳之征乎外也;离合者,阴阳之本乎内也。""离合"者,是阴阳内在本质表现。接着,高士宗又进一步指出:"阴阳之理,本于太极,由阴而阳,故曰阴阳,离则有三,合则为一,从三而十百千万皆离也;三阳归于一阳,三阴归于一阴,皆合也。"太极者,宇宙之原始状态也。阴阳是宇宙生命的根本,由此根本之阴阳,化生百千万物。即此篇下文所云:"阴阳者,数之可十,推之可百,数之可千,推之可万。"高士宗又以此一句话统概篇文所指,阴分太阴、少阴、厥阴,此曰离;三阴归于一阴,此曰合。阳分太阳、少阳、阳明,此曰离;三阳归于一阳,此曰合。以此类分,高士宗站在宇宙原始的高度,来注释阴、阳,来看阴阳离合之变化,生命之本源。是宇宙辩证法思想的体现。

知阳者知阴,知阴者知阳。阴阳是互根互用的,二者相辅相成,高士宗洞明经文深义,故又进一步指出:"开阖枢者,开则为阳,阖则为阴,舍合则不能为开,舍开则不能为阖,是阴阳互见,开阖并呈也。"阴不能离开阳,阳亦不能离开阴,阴阳互见,开阖并呈,宇宙在对立中又归于统一。

高士宗在此篇中云:"其曰阴之绝阳,是纯阴无阳,而归于太极也。又曰阴之绝阴,是纯阴无阴,而归于无极也。阴阳之理,从无极而太极,太极而阴阳,所以申明阴阳离合者如此。"又云:"厥阴为阴之尽,而曰阴之绝阳，言纯阴而绝无阳也。命曰阴之绝阴，言纯阴而绝无阴也，绝阳绝阴，是太极归于无极，所以申明三阴之厥阴也。"

笔者这么理解，"绝阳"者，厥阴即为阴之尽头，纯阴则必生阳，绝无阳，实乃阳之将生也，是太极也。"绝阴"者，厥阴为至阴，绝无阴，有阴实无阴也，是无极矣。阴者，静也，静者万物母；阳者，动也，动则万物生，动曰太极，静曰无极。太极者生命之原始，无极者元初的终极状态，无极生太极，太极化万物。借老子《道德经·第二十八章》中的话语阐发之："知其白，守其黑，为天下式。为天下式，常德不忒，复归于无极。"虽知道洁白，却安守于昏黑，便能做天下的模式。能做天下的模式，永恒的德性不相差失，性回复到不可穷尽的真道。白者，阳也，黑者，阴也，高士宗似乎以此数语指出要守阴知阳，守静知动，此乃生命之本始。无极的原义就是道，道生太极，太极生万物，万物复归于无极。

④《素问·阴阳别论》篇名诠解

此篇名目，《注证发微》中，马莳给予二句注释："据篇中有'别于阳者，知病处也'等语，则'别'当作彼劣切。言阴经阳经及阴脉阳脉，皆当知所分别。"又看高士宗对此篇名目之注释："此承上篇阴阳应象、阴阳离合，而复论阴阳之别也。阴中有阳，阳中有阴，阴阳之常也。无胃脘之阳，见真藏之阴，则为别阴；无柔和之阴，见结搏之阳，则为别阳。别阴别阳，非阴阳之常，乃阴阳之别。常则和，别则病；常则顺，别则死。"马莳的注释中，并没有指出"别"的真正含义，仅说，篇中有"别于阳"等语，"言阴经阳经及阴脉阳脉，皆当知所分别"，笔者认为，马莳并未真正领悟经文原意。高士宗一针见血指出"别"乃异于常也，别则病，别则死。又进一步指出，胃脘之阳如无，即胃气没有，阳气离别了藏阴，即"别阴"，也就是见真脏之脉即毫无胃气的脉象，见则为败，败则必死。反之，则为"别阳"。高士宗最后一言以蔽之，说"别阳别阴，阳结阴结，阳搏阴搏，皆言病而言死也"。此篇讲有胃气与无胃气，常与病，常脉与病脉，高士宗认真研习《内经》，洞察经文真义，体会到《内经》重视胃气的学术观点，这也是高士宗承《内经》学术思想的延伸。笔者从此段分析可以看出，马莳解释在某种意义上欠妥，或者说是不对的，当从高士宗之说。

高士宗注释经文名目，以整体观、联系观为指导，前后篇参看，而不断章取义，实为后学者之楷模。吾人学之，道不远尔。

⑤《素问·灵兰秘典论》篇名诠解

此篇名目，《黄帝内经素问注证发微》中，马莳给予一句注释："黄帝乃择吉日良兆，而藏灵兰之室，以传保焉"。黄帝挑选吉日良兆，藏什么东西于灵兰之室呢？且看高士宗在《黄帝内经素问直解》中对此篇名目的注释。

对于此篇名目，高士宗的注释尤显美妙。其云："灵兰，藏书之室，谓神灵相接，其气如兰。秘典，帝以岐伯之言，藏灵兰之室，为秘密之典章。盖心为君主，主明则下安，不明则危，是君道之所系者大。帝闻岐伯之言，而悟为君之道，故尊奉其言，斋戒择吉，以藏灵兰之室，故曰《灵兰秘典》。"高士宗以浅显明了的语言指出，五脏六腑之大主——"心"如身之君主，心之功能正常，五脏六腑方安。而"主不明则十二官危"。指出此篇记载了人体至关重要的脏腑学说，内容非常重要，此乃"君之道"，故当用心珍藏。在于天星点校的《黄帝内经素问直解》中，其云："藏象学说是祖国医学理论体系的核心。其特点之一就是十二藏（腑）的一体观。这种整体观念贯穿在整个理法方药中。本篇是祖国医学藏象学说的重要部分。正因如此，《内经》的作者们十分珍视，名之为《灵兰秘典》。"可以说是对高士宗篇名注释的最好发挥与称赞。故引述于此。

⑥《素问·六节藏象大论》篇名诠解

首先比较一下《黄帝内经素问注证发微》和《黄帝内经素问直解》关于此篇的名字:《注证发微》是"六节藏象论篇第九";《直解》是"六节藏象大论第九篇","篇"字高士宗在《素问》81篇中都有加,暂不作讨论。而此篇为何又多加一"大"字?

再来看马莳对此篇名目的注证:"篇内首问六六之节,后又问藏象何如,故名篇。""六六之节"属于运气学说。马莳在名目注释中告诉我们,本篇首先论述运气学说相关内容;其次又讨论脏腑功能与四时的关系。

而高士宗在此篇名目中首先指出:"大论二字,旧本误传《四气调神》下,今各改正。"高士宗认为,"大论"二字旧本曾有误传,当更正之,不能以讹传讹。接着,其云:"六节者,天以六为节,天气始于甲,地气始于子,子甲相合,六十日而甲子周,六六三百六十日,以成一岁,天有六六之节,地则以九九制会也。"本节首先讨论了"六节"。"六节"者,即三阴三阳六气,即论天之"六节";又以"九制"论地,这是关于天度的问题。"九九制会"者,它是古代医学家们用来说明生物的生理活动节律与时令节气相关的一个专门术语。有运用八十一以推算日月星辰的行程,以确定并保持月份与时令节气的正常关系,即此篇所论"正天之度,正气之数"。九自乘得八十一,人体生理活动,乃至大自然各种生命都与天时节令、日月运行密切相关,此正是本篇所云之"人以九九制会""地以九九制会"。"六六之节,九九制会,所以正天之度,气之数也。天度者,所以制日月之行也;气数者,所以纪化生之用也。"此正指出了大自然、时间与人体、生命是息息相关的。

接着,高士宗又云:"藏象者,神藏五,形藏四,合为九藏。神藏五,开窍于耳目鼻口,形藏四,开窍于前后二阴,窍虽有九,其位惟六。又神藏形藏,合于三阳三阴之六气,犹之以六为节,以九制会,故曰藏象。"高士宗指出,《内经》中的藏象,是形体与神识的统一,是人体与五运六气的统一,是机体与大自然的统一。脏居于内,人体又居于大自然之中。此实乃明人与天地相应之理也。

"此篇为《六微旨大论》之提纲,故曰《六节藏象大论》。"高士宗何出此言?再看"六微旨大论第十七篇"中高士宗的注释:"本经第九篇《六节藏象大论》,为六气之大纲,此则阐明其旨,以悉其微,故曰《六微旨大论》。"《内经》是一个整体,八十一篇各有联系,此篇为"六气之大纲",即是大纲,后文自当有详细论述,不足怪哉。

高士宗以简短的名目解释告诉世人,本篇讨论了大自然的运行规律,五运六气与人体藏象、生理、病理、治疗之间密切相关。大自然运行有一定规律,所谓"行有分纪,周有道理",人体亦应之,五脏六腑有着正常规律,此即天人相应也,亦可从中管窥高士宗对《黄帝内经》天人相应思想的崇拜与赞赏。

从高士宗注解本篇名目上,可以看出:高士宗认为,对《黄帝内经》的研习、注释,应当运用联系、整体的观点,因为《内经》本身涵盖的知识不仅仅是医学方面,还有天文、数学、气象等自然学科方面。为医者,没有博学多识,直解《内经》,直如蜀道之难。

⑦《素问·异法方宜论》篇名诠解

此篇名目,《注证发微》中,马莳给予一句注释:"治病各法,始于五方,而圣人则之,杂合以治,各得其宜,故名篇。"马莳以本篇中几句经文"以经解经"。高士宗引以经文作为解释,更以经文归纳总结曰:"异法者,一病而治各不同,有砭石毒药灸焫微针导引诸法也。方宜者,东方砭石,西方毒药,北方灸焫,南方微针,中央导引也。圣人杂合以治,用各不同,五方之病,皆得其宜,故曰异法方宜。"本篇经文中第一句即解释了异法方宜之义："医之治病也，一病而治各不同，皆愈"，其因为何？不同地域，其地势有高下，气候有寒温燥湿之分，故所生疾病不同。高士宗注云"五方地势不同，致使为病各异"，不同的生活环境会产生不同的病情，依病情不同，又产生了"东方砭石，西方毒药，北方灸焫，南方微针，中央导引"等不同治法，此篇注释，简洁明白地提示医者，《黄帝内经》经文所体现的因时、因地、因人制宜的治疗原则，疾病之时当以此为准绳做出综合分析，恰当选用适宜的治疗方法。

关于此篇名目注释，可以看出，高士宗采纳了马莳的解释，"杂合以治，各得其宜"，又进一步发挥，其详观先圣各家注释，细为考校，确参订正，可见一斑。

⑧《素问·举痛论》篇名诠解

此篇名目，《黄帝内经素问注证发微》中，马莳给予一句注释："首节悉举诸痛以为问，故名篇。"既言"诸痛"，诸痛之病能何也？马莳并无注释。高士宗认为名目者，当明白晓畅，引人入胜。故其注释补充了马莳之不足，其云"人身经脉流行，气机环转，上下内外，无有已时。寒气客之，稽迟不行则痛。诸痛各不同形，百病皆生于气，帝举以问，伯一一以对，是为举痛论也。"

"五藏卒痛，何气使然？"高士宗对经文如此解释："人身十二经脉，乃血气出入之道，流行不止，环周不休。"血得温乃行，故"若寒气入经，而正气稽迟，则血凝涩而不行"。高士宗一针见血地在名目中首先指出"举痛论第三十九篇"的第一个观点：寒邪是诸种疼痛的主要原因，诸痛各不同形，皆言而可知，视而可见，扪而可得也。

接着，高士宗在名目中又指出《举痛论》论述的第二点："百病生于气"。"经脉流行不止，环周不休，气有所逆，则病生焉。故知百病之生于气也。"寒邪多发于外，七情之"气"生于内，高士宗从名目方中亦告诉医者：痛证的发生有内因、外因二种因素。

短短数语，从名目中使我们了解篇中主旨，言简意赅者，当如是之。

⑨《素问·厥论》篇名诠解

此篇名目，《黄帝内经素问注证发微》中，马莳亦给予一句注释："详论寒厥、热厥之分，及手足十二经之各有其厥，故名篇。"马莳以简短的语言告诉我们此篇论述寒、热、手足十二经之厥。寒厥、热厥论之最详。同"举痛论"之名目，高士宗在马莳所论条目基础上，着重论"厥"之病能："经脉、阴阳之气，不可偏胜。阳气损，阴气独在，则手足寒厥，或令人腹满；阴气衰，阳气独胜，则手足热厥，或令人暴不知人。经脉厥而形诸病，则有厥状。气机逆而形诸病，则有病能。故终举手足六经之厥状病能以明之。"高士宗在名目中分别对手足寒厥、手足热厥、经脉厥等病能依经文做出简要剖析，如此，读名目，能知病之所在、又知病之所由起，可谓深哉。

《素问》81篇，笔者节选9篇名目略作分析，虽仅是81篇名目九分之一，亦可以管窥豹，从此九篇名目比较而区别《黄帝内经素问注证发微》与《黄帝内经素问直解》注释名目之短长，以洞悉《黄帝内经素问直解》篇目注释之特点。

（2）《黄帝内经素问集注》与《黄帝内经素问直解》篇名诠解比较

张志聪竭力覃思，越寒暑五载，注释《素问》9卷，以昼夜之寻思，取岐黄之精义，"与同学高良，共深参究之秘，及门诸弟时任校正之严"，《黄帝内经素问集注》遂剞劂告成。其中，《黄帝内经素问集注》卷二，由高士宗参订。高士宗既然参订《黄帝内经素问集注》卷二，其《黄帝内经素问直解》注释或应与本卷相同。翻阅两书会发现，高士宗不仅将《黄帝内经素问集注》卷二的四篇，归入《黄帝内经素问直解》卷一中，并重新注释了各篇名目。本段即摘选《黄帝内经素问集注》卷二中的2篇名目，与《黄帝内经素问直解》名目进行比较并论述之，以洞悉高士宗《黄帝内经素问直解》的思想。

①《素问·阴阳应象大论》篇名诠解

此篇名目，《黄帝内经素问集注》注释说："此篇言天地水火。四时五行。寒热气味。合人之藏府形身。清浊气血。表里上下。成象成形者。莫不合乎阴阳之道。致于诊脉察色。治疗针砭。亦皆取法于阴阳。故曰阴阳应象大论。"高士宗在《黄帝内经素问直解》中，将其更注为："阴阳者，太极初开，始为一画之所分也。应象者，天地之阴阳，人身之阴阳，皆有形象之可应也。天地之阴阳，应象于人身，人身之阴阳，应象于天地，五运五行，应象无方，此篇为《五运行大论》之提纲，故曰《阴阳应象大论》。"

笔者认为，《黄帝内经素问集注》与《黄帝内经素问直解》，对"阴阳应象大论"名目之注释各有春秋，可用义长和简约来概括。《黄帝内经素问集注》，站在天地大宇宙角度上来注释"阴阳应象"，《黄帝内经素问直解》则从阴阳之根本角度阐发之，指出阴阳是万物初始之划分。而"阴阳应象"即阴阳在大自然中之形象。人与自然一体，大自然之阴阳，亦可应象于人身，反之亦然。阴阳是自然万物之根，即所谓"阴阳者，天地之道也。万物之纲纪。变化之父母，生杀之本始"，其应象必是无穷尽，"数之可十，推之可百，数之可千，推之可万"。

②《素问·阴阳离合论》篇名诠解

此篇名目，《注证发微》给出一句注释，而《黄帝内经素问集注》没有注释。高士宗注释前文已有详细论述，兹不赘述，可与前文互参。

③《素问·阴阳别论》篇名诠解

此篇名目，《注证发微》给予二句注释，而《黄帝内经素问集注》没有注释。高士宗注释前文已有详细论述，兹不赘述，可与前文互参。

④《素问·灵兰秘典论》篇名诠解

此篇名目，《注证发微》给出一句注释，而《黄帝内经素问集注》没有注释。高士宗注释前文已有详细论述，兹不赘述，可与前文互参。

⑤《素问·六节藏象论》篇名诠解

此篇名目，《注证发微》给出一句注释，而《黄帝内经素问集注》没有注释。高士宗注释前文已有详细论述，兹不赘述，可与前文互参。

《黄帝内经素问集注》81篇名目，计有53篇没有给出名目注释。张志聪在编纂《集注》之时，秉承"前人咳唾，概所勿袭。古论糟粕，悉所勿存"，对于马莳等名目注释，其不能领悟者，并没有照本宣科，而持保留态度。这种实事求是的态度，是侣山堂书院讲学论道的作风，高士宗深受其影响，秉求本的中医哲学思想，高士宗注释《内经》条目，必求于其本来面目，无有袭其师志聪先生，亦不沿用马莳等先辈之论述。而是殚精竭虑钻研每句经文，以自己之卓见重新对《内经》条目进行注释。其文风简洁，切中经文本旨，切实联系临证，读之大有"忽逢桃花林"豁然有光之美。透过高士宗对《素问》名目的注解，其犹如指路明灯，指引后学者较快洞悉《素问》各篇主旨大意。

3. 重新对《素问》定名分卷

高士宗不仅对《素问》各篇名目重新注释，对《素问》各篇亦重新分节分卷，以使后学者能易于领悟经文。在《直解》凡例中，其云"每篇名目，俱当诠解，兹刻不第诠解篇名，即篇中大旨亦逐为指出。一篇之中，分为数节，盖以词论冗繁，略分节旨，使观者易于领会耳。"

首先高士宗将《黄帝内经素问集注》81篇中每篇名之"篇"字，放置最后，如《集注》名为"逆调论篇第三十四"，而《黄帝内经素问直解》名为"逆调论第三十四篇",而马莳《黄帝内经素问注证发微》中是"逆调论第三十四"。

其次,高士宗对《素问》81篇进行重新分卷。如"天元纪大论",马莳将其列入第六十六篇,而高士宗在《黄帝内经素问直解》中将其列入第六十八篇。

高士宗研注《素问》,参阅历代先贤注释,对《素问》重新分卷,其是否承袭其师《黄帝内经素问集注》之法,抑或参阅他贤?且先看下表。

表1 《直解》《注证发微》《集注》对《素问》分卷的比较

《直解》		《注证发微》	《集注》
	上古天真论(1)	(1)	(1)
	四气调神篇(2)	(2)	(2)
	生气通天论(3)	(3)	(3)
	金匮真言论(4)	(4)	(4)
黄帝内经素问卷之一	阴阳应象大论(5)	(5)	-
	阴阳离合论(6)	(6)	-
	阴阳别论(7)	(7)	-
	灵兰秘典论(8)	(8)	-
	-	(9)	-
	六节藏象大论(9)	(10)	(5)
黄帝内经素问卷之二	五脏生成篇(10)	(11)	(6)
	五脏别论(11)	(12)	(7)
	异法方宜论(12)	(13)	(8)

《直解》		《注证发微》	《集注》
黄帝内经素问卷之二	移精变气论（13）	（14）	（9）
	汤液醪醴论（14）	（15）	（10）
	玉版论要论（15）	（16）	（11）
	诊要经终论（16）	（17）	（12）
	脉要精微论（17）	（18）	（13）
	平人气象论（18）	－	（14）
	玉机真脏论（19）	－	－
黄帝内经素问卷之三	三部九候论（20）	（19）	（15）
	经脉别论（21）	（20）	（16）
	脏气法时论（22）	（21）	（17）
	宣明五气篇（23）	（22）	（18）
	血气形志篇（24）	（23）	（19）
	宝命全形论（25）	（24）	－
	八正神明论（26）	（25）	－
	离合真邪论（27）	（26）	－
	通评虚实论（28）	（27）	－
	太阴阳明论（29）	－	－
	阳明脉解论（30）	－	－
	热论（31）	－	－
	刺热篇（32）	－	－
	评热病论（33）	－	－

续表

《直解》		《注证发微》	《集注》
黄帝内经素问卷之三	逆调论（34）	－	－
黄帝内经素问卷之四	疟论（35）	（28）	（20）
	刺疟篇（36）	（29）	（21）
	气厥论（37）	（30）	（22）
	咳论（38）	（31）	（23）
	举痛论（39）	（32）	（24）
	腹中论（40）	（33）	（25）
	刺腰痛篇（41）	（34）	（26）
	风论（42）	（35）	（27）
	痹论（43）	（36）	（28）
	痿论（44）	－	（29）
	厥论（45）	－	（30）
	病能论（46）	－	－
	奇病论（47）	－	－
	大奇论（48）	－	－
	脉解篇（49）	－	－
黄帝内经素问卷之五	刺要论（50）	（37）	（31）
	刺齐论（51）	（38）	（32）
	刺禁论（52）	（39）	（33）
	刺志论（53）	（40）	（34）
	针解论（54）	（41）	（35）

《直解》		《注证发微》	《集注》
黄帝内经素问卷之五	长刺节论（55）	（42）	（36）
	皮部论（56）	（43）	（37）
	经络论（57）	（44）	（38）
	气穴论（58）	（45）	（39）
	气府论（59）	－	（40）
	骨空论（60）	－	（41）
	水热穴论（61）	－	（42）
	调经论（62）	－	（42）
	缪刺论（63）	－	（43）
	四时刺逆从论（64）	－	（44）
	刺法论（65）【亡】	－	（45）
	本病论（66）【二篇补梓六卷】	－	（46）
	标本病传论（67）	－	（47）
	－	－	（48）
	－	－	（49）
黄帝内经素问卷之六	天元纪大论（68）	（46）	（50）
	五运行大论（69）	（47）	（51）
	六微旨大论（70）	（48）	（52）
	气交变大论（71）	（49）	（53）
素问补遗	刺法论	（50）	（54）

《直解》		《注证发微》	《集注》
黄帝内经素问卷之六	本病论	（51）	－
	－	（52）	－
	－	（53）	－
	－	（54）	－
黄帝内经素问卷之七	五常政大论（72）	（55）	（56）
	六元正纪大论（73）	（56）	（57）
	－	（57）	（58）
	－	（58）	（59）
	－	（59）	（60）
	－	（60）	（61）
	－	（61）	（62）
	－	（62）	（63）
	－	（63）	（64）
	－	－	（67）
黄帝内经素问卷之八	至真要大论（74）	（64）	（68）
	－	（67）	（69）
	－	（68）	（70）
	－	（69）	（71）
	－	（70）	（72）
	－	（71）	（.73）
	－	（72）	刺法论

《直解》		《注证发微》	《集注》
黄帝内经素问卷之八	－	（73）	本病论
	－	刺法论、本病论	（74）
黄帝内经素问卷之九	著至教论（75）	（74）	（75）
	示从容论（76）	（75）	（76）
	疏五过论（77）	（76）	（77）
	征四失论（78）	（77）	（78）
	阴阳类论（79）	（78）	（79）
	方盛衰论（80）	（79）	（80）
	解精微论（81）	（80）	（81）
	－	（81）	－

由上表可以看到，《黄帝内经素问直解》9卷81篇的排列顺序没有沿袭其师《黄帝内经素问集注》的分卷分篇法，而是基本承袭了《黄帝内经素问注证发微》。《黄帝内经素问注证发微》9卷81篇，除卷8计10篇，卷9计8篇外，余各卷均9篇，《黄帝内经素问直解》却打破了这种表面的平衡，将各卷按照各篇内容重新分配如下。

《黄帝内经素问直解》卷之一、卷之二：将《黄帝内经素问注证发微》卷之一"六节藏象论"列入《黄帝内经素问直解》卷之二，同时把《黄帝内经素问注证发微》卷之三"玉机真脏论"亦并入卷之二中。如此，《黄帝内经素问直解》卷之一共计8篇，卷之二共计11篇。

《黄帝内经素问直解》卷之三：将《注证发微》卷之四的9篇，除疟论篇、刺疟篇保留于第四卷外，其余7篇（通评虚实论、太阴阳明论、阳明脉解、热论、刺热、评热病论、逆调论）均归入《直解》卷之三。如此，《黄帝内经素问直解》卷之三共计 15 篇。

《黄帝内经素问直解》卷之四：保留《黄帝内经素问注证发微》卷之四最后 2 篇（疟论、刺疟），将《黄帝内经素问注证发微》卷之五的 9 篇（气厥论、咳论、举痛论、腹中论、刺腰痛、风论、痹论、痿论、厥论）一并归入《黄帝内经素问直解》卷之四。同时，将《黄帝内经素问注证发微》卷之六前 4 篇（病能论、奇病论、大奇论、脉解）亦归入卷之四。如此，《黄帝内经素问直解》卷之四共计 15 篇。

《黄帝内经素问直解》卷之五：将《黄帝内经素问注证发微》余留的 5 篇（刺要论、刺齐论、刺禁论、刺志论、针解），《注证发微》卷之七的 9 篇（长刺节论、皮部论、经络论、气穴论、气府论、骨空论、水热穴论、调经论、缪刺论），以及《注证发微》卷之八的"四时刺逆从论""标本病传论""刺法论"（《黄帝内经素问直解》作为亡篇）、"本病论"（其中 2 篇补梓《直解》卷之六）共列为《黄帝内经素问直解》卷之五。如此，《黄帝内经素问直解》卷之五共计 18 篇。

《黄帝内经素问直解》卷之六：将《注证发微》卷之八之"天元纪大论""五运行大论""六微旨大论""气交变大论"，另加上"刺法论"和"本病论"余篇，并单列"素问补遗"篇（此篇其实原本乃《黄帝内经素问注证发微》刺法论篇第七十二、本病论篇第七十三）。如此，则构成《黄帝内经素问直解》卷之六，共计 5 篇。

《黄帝内经素问直解》卷之七：将《黄帝内经素问注证发微》卷之八余下的 2 篇，即："五常政大论""六元正纪大论"作为《黄帝内经素问直解》卷之八，共计 2 篇。

《黄帝内经素问直解》卷之八：将《黄帝内经素问注证发微》卷之九的

"至真要大论"一篇单列作为《直解》卷之八。

《黄帝内经素问直解》卷之九：将《黄帝内经素问注证发微》卷之九余下的7篇（著至教论、示从容论、疏五过论、征四失论、阴阳类论、方盛衰论、解精微论）作为《黄帝内经素问直解》卷之九，共计7篇。

《黄帝内经素问直解》如此重新分篇后，各篇内容重新分布。如此，读者能易于领悟《素问》原旨。各卷内容高士宗在各卷之下亦简要叙述：

《黄帝内经素问直解》卷之一：阐述天人合一之道。

《黄帝内经素问直解》卷之二：承卷一，说明人与自然息息相关。并具体讨论"天度""藏象"学说、奇恒之府、治则（因时、因地、因人制宜、治病求本等）等内容。

《黄帝内经素问直解》卷之三：具体阐述经脉相关内容，如经脉之常变、经脉传变、六经气血、独取寸口、诊脉；五行学说、五脏与四时的关系、脾胃学说；虚实正邪学说；针刺补泻；以及逆其寒热水火荣卫所致诸不调和病。

《黄帝内经素问直解》卷之四：专论各种内科疾病。如疟病病因、病机、临证表现、诊治及诸疟治法及针刺；三十余种厥证；咳嗽症状、因机、转归、治疗等；各经腰痛之刺法；痛证、腹中疾病、风病、痹证、痿证、厥证等的病因、病机、治法等；各种疾病具体表现形态、疑难疾病病因、病机、脉象等；以及三阴三阳病证等。

《黄帝内经素问直解》卷之五：专论各种针刺道理、方法，针刺深浅度，针刺禁忌，针刺辨证法度；经脉循行，经脉五色、虚实变化规律，脏腑病形；缪刺、数种疾病针刺取穴以及疾病标本虚实逆从等内容。

《黄帝内经素问直解》卷之六：本卷前4篇讨论五运六气之微旨。后3篇高士宗分别命为：素问补遗、刺法论篇、本病论篇。此3篇内容，高士宗在《黄帝内经素问直解》中有详细阐述，其云："（素问补遗）合下 2 篇（刺法论篇、本病论篇），原本次《六元正纪大论》后，俱云遗阙。愚以大论 7 篇相为连属，不当杂以他论，故改次五卷诸刺论后，注亦云亡。后阅马莳《灵枢经》九卷，至第十卷，补《刺法》《本病》两论。愚细阅之，篇名虽'刺法''本病'，所论皆阴阳上下，运气升降，与诸大论相为贯通。"从此段文字记载可以看出，高士宗认为"素问补遗""刺法论篇""本病论篇" 3 篇内容皆为阴阳运气之说，是故列入六卷之中。同时，亦看到高士宗在直解《黄帝内经素问》之时，认真研读先贤马莳《黄帝内经素问注证发微》《黄帝内经灵枢注证发微》等书，汲取其精华并融合自己观点，其治学精神，后人当学之。

《黄帝内经素问直解》卷之七：本卷是讨论运气学说的重要篇章，尤其是"六元正纪大论篇"探讨六气正纪十二变，以及疾病发生、临证治疗等内容，并联系其他各篇内容深入发挥并补充之。高士宗云，素问补遗篇本与"六元正纪大论"内容相为贯通，无奈"书卷梓成，不能如次"，"以为补遗"，一方面，体现了高士宗著书立说实事求是的态度，另一方面，亦告诉后学者，《直解》卷七与卷六都是探讨运气学说的内容。

《黄帝内经素问直解》卷之八：本卷只有一篇，即"至真要大论"。高士宗注释篇目云"……此篇论六气司天、六气在泉，有正化，有胜复，有标本寒热，有调治逆从，五味阴阳，制方奇偶，谨奉天道，合于人身"，本篇讨论了司天在泉、六气分治之变化所产生的诸疾，讨论了气候变化与疾病产生的关系。而著名的病机十九条亦列于此篇，高士宗对其注释颇为简洁精当。

《黄帝内经素问直解》卷之九：此卷 7 篇，皆黄帝语于雷公者也。借雷公之语讲述医道、医德、诊病、诊治过失、预后、三阴三阳命意以及阴阳水火神志变化等内容。这是临证的完整辨证过程要素。

如此,《黄帝内经素问》经由高士宗的重新认真分卷分篇,使各卷内容前后条贯,经旨益明,而便于观览。对各卷各篇名目简洁注释,后学者读之,大有一目了然之感。《直解》文锋,语简而义明,作为中医经典理论必修课程,此《直解》诚为一大功劳哉!

4. 恢复《内经》面貌求完整

(1)勾玄探幽,重视校勘

元代著名医家朱丹溪在《格致余论》序中云:"《素问》,载道之书也。词简而义深,去古渐远,衍文错简,仍或有之,故非吾儒不能读。"《素问》一书,文字古奥,义理深邃,且由于代远年湮及古今语言文字的不断变迁,研阅委实难也。这就需要注释《内经》的医家不仅要有深厚的中医理论知识和临床实践经验,还要有精湛的古汉语和校勘学知识。

高士宗师从张志聪研学轩岐之道,勤勉不已,认真研习《素问》一书的各种注释,认为各家之注虽有千秋,然或有苟简隙漏,或肤浅不经,或意义奥雅艰深,令学者望若茫洋。故高士宗不仅以简练的语言重新注释经文,并对《素问》内容脱误者,仔细考校,缺残处予以订正,文字脱落处予以增补。高士宗在《黄帝内经素问直解》的撰著过程中非常重视校勘学的运用。

高士宗在《黄帝内经素问直解》开篇《凡例九条》中云:"素问内经,乃轩岐明道之书,开物成务,医道始昌。虽秦燔毒,而医书独全。后之注者,或割裂全文,或删改字句,剽窃诡道,实开罪于先圣。如灵素合刻,纂集类经是已。惟王太仆、马元台、张隐庵注释,俱属全文。然字句文义,有重复而不作衍文者,有倒置而未经改正者,有以讹传讹而弗加详察者。余细为考较,确参订正,庶己上补圣经,下禅后学。"高士宗主张在

《内经》原有的条文上阐发注释。张志聪注释《内经》的不足之处是校勘水平较逊。在这一点上，高士宗下了很大的功夫来弥补《黄帝内经素问集注》的缺陷，其校勘之精细，远较马莳、张志聪所注为优。这与高士宗博览群籍，且具有训诂学、声音学、文字学等相关校勘学知识是分不开的。具体来说，首先从数量上，《黄帝内经素问直解》的校语多达75处，而《黄帝内经素问集注》仅有二十余处。其次，其校勘的内容包括了讹字、衍文、脱文、倒文、错简，几乎涵盖了所有文字错乱的现象，比其师更具广度。

如《素问·六节藏象论》中，"脾胃大肠小肠三焦膀胱者，仓廪之本，营之居也，名曰器，能化糟粕，转味而入出者也，其华在唇四白，其充在肌，其味甘，其色黄，此至阴之类，通于土气。"此段经文，高士宗经过反复推敲，认为系"旧本混入下段"，故改订为："脾者，仓廪之本，荣之居也，其华在唇四白，其充在肌，其味甘，其色黄，此至阴之类，通于土气。胃、大肠，小肠，三焦，膀胱，名曰器，能化糟粕，转味而入出者也。"同时，高士宗作了很好的解释："旧本混入下段，今改正。唇，音纯，即口唇，余篇仿此。《灵兰秘典论》云：脾胃者，仓廪之官。故脾者，仓廪之本，消化水谷，谷消则脉道乃行，水化则其血乃成，故荣之居也。脾合肉，其荣唇，故其华在唇四白。四白，口四际之白肉也。肌，亦肉也，故其充在肌。甘，脾味。黄，脾色也。脾乃阴中之至阴，故为至阴之类，通于土气。此申明藏象，而为神藏五者如此。形藏四，胃、大肠、小肠、膀胱也，四者皆藏有形之物，故名曰器。又言三焦者，肠胃膀胱，皆三焦之所主也，《灵枢·荣卫生会》论云：上焦出于胃上口，中焦亦并胃中，下焦别回肠，注于膀胱，而渗入焉，故水谷者，常并居于胃中，成糟粕而俱下于大肠，而成下焦，是上中下三焦之气，能化肠胃之糟粕，转味而入于肠胃，出于前后二阴者也，此申明形藏四，而禀气三焦者如此。"高士宗以前的诸医家把脾作为器，而能传化糟粕，转味出入，是错误的。脾是五脏之一，藏而不泻，这样经文似乎上下矛盾，使人难以理解。高士宗的改订，不仅能和上文"心者，生之本，神之变也，其华在面，其充在血脉，为阳中之太阳，通于夏气。肺者，气之本，魄之处也，其华在毛，其充在皮，为阳中之太阴，通于秋气。肾者，主蛰，封藏之本，精之处也，其华在发，其充在骨，为阴中之少阴，通于冬气。肝者，罢极之本，魂之居也，其华在爪，其充在筋，以生血气，其味酸，其色苍，此为阴中之少阳，通于春气"前后相呼应，而且能使文中径义明畅，使人读之豁然开朗。

又如，《素问·风论》："心风之状，多汗恶风，焦绝善怒吓，赤色，病甚则言不可快，诊在口，其色赤。"请先看《黄帝内经素问集注》对此段的解释："心和则舌能知五味，故诊验在口。'口'者，兼唇舌而言也。"高士宗则直接将《素问》原文的"诊在口"改为了"诊在舌"，并注云："舌，旧本讹口，今改。心者火也，风动火炎，故唇舌焦而津绝。风者木也。木火相生，故善以怒而嚇人，火气有余，故面色赤，病甚则舌本强，而言不可快。此心风之形状病能，其诊视之部，在舌。其色赤，而并见于舌也。"高士宗一字之改，使经文晓畅如流水，尤其切合临床方面。我们知道，舌可以和五脏相对应，而舌尖又是和心相联系的，若舌尖偏红，或者舌尖多点刺，说明心火较旺，在临床上具有一定的诊断意义。高士宗校勘之精，由此可见一斑，他不仅勤修古籍，而且与自身的临床经验很好地结合起来，这是他相比张志聪进步的地方。

《素问》一书在长期流传过程中，由于种种原因，以致其内容脱误者颇多，高士宗都逐一进行了仔细考校，"确参订正"，其于文字脱落者，则增补之，如《素问·缪刺论》中："缪传引上齿，齿唇寒痛，视其手背脉血者，去之，足阳明中指爪甲上各一痏，手大指次指爪甲上各一痏，立已，左取右，右取左。"此条文中的"一痏"字上补入"各"字是其例。且看高士宗对此段注释："旧本在五刺已之下，今改正于此。旧本无名字，今臆补。"而对于文字衍剩者，高士宗则删削之，如《素问·缪刺论》中"邪客于足少阴之络，令人嗌痛，不可内食，无故善怒，气上走贲上，刺足下中央之脉各三痏，凡六刺立已。左刺右，右刺左"之文提出了删去"左刺右，右刺左"六字是其例。其于文字讹错者，则改正之，如《素问·至真要大论》中"夫五味入口，各归所喜攻，酸先入肝，苦先入心……"之文改成了"夫五味入口，各归所喜，故酸先入肝，苦先入心……"是其例。其于文字倒误者，则移易之，如《素问·脉要精微论》中"五色精微象见矣，其寿不久也"之下的"夫精明者，所以视万物，别黑白，审短长。以长为短，以白为黑，如是则精衰矣"一段，移至"夫精明五色者，气之华也"文前是其例。其订正《素问》中所谓错讹脱误者共达 80 余处之多，对学者颇有启示与帮助。

由上，高士宗对《素问》经文的见解深刻，其在撰著《黄帝内经素问直解》时，在校勘上下了很大功夫。

不过要指出的是，高士宗的校勘尽管有许多值得称道的地方，但也存在着许多不尽如人意的地方。如其在校勘的方法上即存在着严重的缺憾。

高士宗惯用对校之法。所谓对校就是用同书的祖本或别本对照校勘，把不同于底本的地方一一注明，这是校勘学中最基本、最简便、最稳妥的校勘方法。《黄帝内经素问直解》中大量地使用了这一方法。如："旧本弦讹钩，钩讹弦，今改正。""岐伯二字，旧本讹帝，今改正。""足太阳，旧本讹经太阳，今改。"由此可见，与张志聪完全摈弃对校相比，高士宗在校勘方法上无疑是胜其老师一筹的。但是，令人遗憾的是他始终未能明确指出"旧本"究竟是何版本，因而在对校法的运用上是较为粗疏的。

另外高士宗多用理校手法，容易贻误后人。所谓"理校法"是在运用"对校法""本校法""他校法"都无法决断的情况下，运用文理、事理等，对文本进行合理性校勘的方法。此法是校勘法的最高境界，但用之稍有不慎，则易致曲解古人之本意。高士宗在《黄帝内经素问直解》中使用了理校法，却曲解了《素问》某些经文原义的注释。如《素问·逆调论》中："下经曰：胃不和，则卧不安，此之谓也。"高士宗曰："本讹下今改……举本经之言而云胃不和，则卧不安，即此阳明逆不得从其道之谓也。"此句即是高士宗仅凭理校而对原文的臆改。盖《下经》乃上古已佚之经，《黄帝内经》中多处提及，如《素问·痿论》云："故《下经》曰：肉痿者，得之湿地也。"《素问·病能论》云："《上经》者，言气之通天也。《下经》者，言病之变化也。"由是观之，高士宗将"下经"改成"本经"，曲解了《素问》本义。

由上文可以看出，高士宗注释《素问》，重视校勘，虽然存在一些注释错误，然其敢于疑古的精神是值得敬佩的。

（2）提出独见，兼承师训

《黄帝内经素问集注》是张志聪率门人集体注释，发挥集体智慧而成，故《黄帝内经素问集注》文字虽略显深奥，但所注质量是较高的。高士宗参与撰写《黄帝内经素问集注》，认为《集注》部分注释意义艰深，且部分释文欠妥。故其撰著《黄帝内经素问直解》时，一方面，对《黄帝内经素问集注》正确观点加以沿用，另一方面，订正先师之误解，直解《内经》，补充个人见解。

如《素问·阴阳别论》中云："一阳发病，少气，善咳，善泄；其传为心掣，其传为膈。"其中"心掣"究属何证，历代医家的阐释不同，见解各异。关于此条文，高士宗与其老师张志聪持相同观点，认为"心掣"是

"心中掣痛"的意思，其病机为木不生火，心气虚寒，高士宗云："其传为心掣，木不生火，心气虚寒，而掣痛也。"又如，《素问·阴阳应象大论》曰："壮火之气衰，少火之气壮，壮火食气，气食少火，壮火散气，少火生气。气味辛甘发散为阳，酸苦涌泄为阴。"文中"壮火""少火"的根本内涵，历代医家久有争议。对此，高士宗赞同《黄帝内经素问集注》中的观点，即都认为"壮火"指人身亢盛之火，"少火"指人体和缓之火。《黄帝内经素问集注》云："夫气为阳，火为阳，合而言之，气即火也。少阳三焦之气，生于命门，游行于外内，合于包络而为相火，然即少阳初生之气也。归于上焦而主纳，归于中焦而主化，纳化水谷之精微，而生此精，以养此形。故承上文而言，五味太过，则有伤于气，而阴火太过，亦有伤于气矣。盖气生于精，而精之所生，由气之所化，形食其味，而味之入胃，亦由气化以养此形，是气之不可有伤者也。故曰：'壮火之气衰。少火之气壮。'盖阳亢则火壮而生气反衰，阳和则火平而气壮盛矣。如火壮于内则食气，气盛于内则食火。'食'，犹入也。言火壮则气并于火。气盛则火归于气，气火之合一也。如火壮于外则散气；火平于外则生气，故曰相火为元气之贼。欲养此精气形者，又当平息其火焉。"高士宗在《黄帝内经素问直解》中云："阴阳气味，贵得其平。壮火，亢盛之火，即相火也。少火，和缓之火，即君火也。亢盛之壮火宜衰，和缓之少火宜壮。"

在高士宗一生行医生涯中，贯穿其研经、讲学和临床整个过程中的是整体观。而运气学说是整体观的重要内容之一。高士宗在直解《素问》时，对其师张志聪在《素问》中关于运气学说的观点发挥极为赞同，吸收并加以继承。

张志聪在《侣山堂类辩·十干化五行》中云："天之十干，经于五方之分，阴阳配合而化生五气。天之五气，化生地之五行，所谓在天成象，在地成形。五行之中，有二火。在地为木，在天为风；在地为火，在天为热；在地为土，在天为湿；在地为金，在天为燥；在地为水，在天为寒；在地为火，在天为暑。是地之五行，化生天之六气，此天地之阴阳交相生化者也。故曰：寒、暑、燥、湿、风、火，天之阴阳也，三阴三阳上奉之；木、火、土、金、水、火，地之阴阳也，生长化收藏下应之。三阴三阳者，子午为少阴君火，丑未为太阴湿土，寅申为少阳相火，卯酉为阳明燥金，辰戌为太阳寒水，己亥为厥阴风木。是天之十干，化生地之五行；地之十二支，上承天之六气。后人不参究上古圣经，不明天地阴阳之化运，有以逢辰则化之说者，有以制克则化之说者，此皆技术家之迂论也。"张志聪重视"气化学说"，强调人与自然相通。在《黄帝内经素问集注》自序中云"上稽天象，下究渊泉，中度人事，以人之五运六气，配天地阴阳，以天地之四时五行，应人部候。"

高士宗秉承师志，重视五运六气，在《黄帝内经素问直解》卷之一，开篇即云："《素问》为《黄帝内经》，本太素浑元之理，阐天人合一之道。"高士宗认为"天地至大，人物至广，不外阴阳五行之理。五运即五行也，六气即三阴三阳也，故木火土金水曰五运，厥阴少阴太阴少阳阳明太阳曰六气。五运合五行，而六气亦合五行，天以此成四时而生万物，人以此成有形而合无形。是五运六气实医学之根源，神农本之而著药性，黄帝本之而著《内经》，仲师本之而撰《伤寒》《金匮》。"

张志聪在《黄帝内经素问集注》中云，"以昼夜之悟思，印岐黄之精义，前人咳唾，概所勿袭；古论糟粕，悉所勿存。惟与同学高良，共深参究之秘；及门诸弟，时任校正之严"，对于古人的东西，取其精华，弃其糟粕。高士宗继承了张志聪这一严谨的治学精神。如何吸取先贤《素问》注本之所长，摒弃其所短，择善而从，是高士宗注解《素问》一以贯之的学术思想。对待历代《素问》注本，高士宗殚精竭虑，其认为有误之处，"概所勿袭""悉所勿存"，并提出自己的独特见解。

例如，《素问·至真要大论》云："诸寒之而热者取之阴，热之而寒者取之阳，所谓求其属也。"高士宗认为"取之阴"之阴，是指阴盛；"取之阳"之阳，是指阳盛。他在《黄帝内经素问直解》中注云："诸寒之而热者，以寒为本，故取之阴，当以热药治之；诸热之而寒者，以热为本，故取之阳，当以寒药治之。夫寒之而热者，治之以热；热之而寒，治之以寒，所谓求其属以治之也。"认为寒之而热，是真寒假热，阴盛格阳；热之而寒，是真热假寒，阳盛格阴，两者当为反治之法，即"热因热用""寒因寒用"，与王冰、马莳、张景岳、李念莪等之观点，截然不同。

又如，《素问·生气通天论》中"因于气，为肿，四维相代，阳气乃竭"之经文，关于"因于气，为肿""四维相代"的问题，高士宗有其独到的见解。他不赞同"因于气，为肿"解释为气虚，而是引经文《阴阳应象大论》中"阳之气，以天地之疾风名之"，直解为"气，犹风也""故不言风而言气""因于气为肿者，风淫末疾，四肢肿也。四维相代者，四肢行动，不能彼此借力而相代也。四肢者，诸阳之本，今四维相代，则阳气乃竭，此阳因而上，阳气竭，而不能卫外者也。"将本句与经文上三句"因于寒""因于暑""因于湿"综合起来看，因为寒、暑、湿、风四种病邪交替更代，先后作用于人体，最后使阳气告竭。这种用上下文联系方法加以注释经文的方式是高士宗注释《内经》善于运用整体观念的一个真实反映。

《素问·六节藏象论》中云肝为"罢极之本"，马莳、张志聪皆解释为"疲困劳累"。《黄帝内经素问集注》云："动作劳甚谓之罢。肝主筋，人之运动，皆由乎筋力，故为罢极之本。"但是在心、肝、脾、肺、肾五脏中，心为生之本，肺为气之本，肾为藏之本，脾为仓廪之本，均指五脏生理功能，何独谓肝的解释"罢乏劳累"单是指病理，其中似有不妥之处。高士宗对先贤及其老师张志聪的解释，疑惑于胸中，他深入经藏，领悟真谛，注云，"罢，作罴。阴中，旧本讹阳中，今改正。肝者，将军之官，如熊罴之任劳，故为罢极之本"，如此注释，则整段经文更易于理解。

《素问·血气形志》云："夫人之常数，太阳常多血少气，少阳常少血多气，阳明常多气多血。少阴常少血多气，厥阴常多血少气，太阴常多气少血，此天之常数。"关于"六经气血各有多少"的问题，诸家多未作解释，即使注者，亦不甚明了。如马莳《素问注证发微·血气形志篇》注云："按：《灵枢·五音五味篇》谓：'少阴常多血少气，厥阴常多气少血'，《九针论》谓：'太阴常多血少气'，与此不同。须知《灵枢》多误，当以此节为正，观末节出血气之多少，正与此节照应，岂得为讹？"张介宾《类经·三卷·藏象类十七》注云："十二经之血气多少，各有不同，两经所言之数凡三，皆有互异。意者气血多少四字，极易混乱，此必传录之误也。当以《素问·血气形志》篇者为是。"再看高士宗之注："人之常数，后天之数也。后天之数，从太而少，由三而一。太阳，三阳也，少阳，一阳也，阳明，太少两阳相合而成也。太阳常多血少气者，阳至于太，阳气已极，阳极则阴生。血，阴也，阴生故常多血；气，阳也，阳极故常少气。少阳常少血多气者，阳始于少，阳气方生，阴气未盛，故常少血；阳气方生，莫可限量，故常多气。阳明常多气多血者，有少阳之多气，有太阳之多血，以征太少相合成阳明也。此言人之常数也。先天之数，自少而太，由一而三也，言少阴自少而太也，次言厥阴，终言太阴。由一而三，先少阴，阴未盛，故常少血，少阴为生气之源，故常多气；厥阴肝脉下合冲任，故常多血，厥阴为一阴，而生微阳，故常少气；太阴为三阴，阴极则阳生，故常多气，阴极当衰，故常少血。夫由一而三，自少而太，此天之常数也；人之常数，而论三阳，阳予之正也，天之常数，而论三阴，阴为之主也。知天人阴阳之常数，则知人之血气矣。"高士宗认为此乃由阴阳消长的自然规律所形成，确有一定道理，值得进一步加以研究。

再看《素问·阴阳类论》中首段经文："孟春始至，黄帝燕坐，临观八极，正八风之气，而问雷公曰：阴阳之类，经脉之道，五中所主，何藏最贵？雷公对曰：春甲乙青，中主肝。治七十二日，是脉之主时，臣以其藏最贵。"后世医家对此段经文持有异议。张志聪注曰："此论经脉之道。五中所主。五藏之气。合于三阴三阳。三阴三阳之气。上通于天道也。夫天道者。昭昭为阳。冥冥为阴。春夏为开。秋冬为阖。寒暑往来为枢。其合于人也。三阳为阳。三阴为阴。太阴太阳为开。阳明厥阴为阖。少阴少阳为枢。肺主气而上合昭昭。肾主水而下合冥冥。盖在天四时之气。通于人之阴阳。阴阳之气。内合五藏。五藏之气。外见于经脉。非经脉之主时也。故帝责其最下。何藏最贵者。意谓肺主气。肾主水。以二藏合天道之最贵也。"张志聪认为肺、肾二脏最贵。马莳云："六经为人身之表里，而其意似以太阳、太阴为贵也。"即认为最贵之藏为膀胱、脾。高士宗注云："阴阳之类，即人身经脉之道，五行在中，主于五脏，今五中所主，何藏最贵……欲知藏之贵下，在于三阴，不在三阳。故曰三阳为表，言太阳秉膀胱寒水之气，而主周身之表阳也，二阴为里，言少阴秉心肾水火之气，而主神志之内藏也。一阴至绝，作朔晦，言厥阴为阴之尽，绝而后生，犹月晦而朔，故一阴至绝，可作朔之晦也。由此推之，则心神肾志之内藏者至贵，而厥阴肝藏之至绝者最下也。"高士宗认为五脏以心肾为贵，阐明水火二气具有的"本根原理"，也就为下文所谓的"阴阳交合""阴阳之短期"做了最好的注解。

《素问·刺腰痛论》中"刺其郄中，太阳正经出血"的"郄中"所指为何？马莳注为："太阳正经出血，乃昆仑为经穴也。"高士宗云："郄中，委中也。足太阳之脉，从头下项，循脊背，抵腰中，下至于尻，故足太阳脉，令人腰痛，则上引项背而尻背各如状，当刺其委中，委中者，太阳正经之脉也。"《灵枢·经别》篇云"足太阳之正，别入于腘中"，高士宗的注释当为确解。

《素问·风论》："胃风之状，颈多汗，恶风，食饮不下，鬲塞不通，腹善满，失衣，则䐜胀，食寒则泄，诊形瘦而腹大。"其中"鬲塞不通"，张介宾作为"饮食不下"的同义语解，诸家多从此说，而高士宗则更注为"胃气不和于下，大便不利，故鬲塞不通"，认为是指"大便不通"，结合临床，高士宗之解较为妥当。

《素问·五脏生成》云："夫脉之大小滑涩浮沉，可以指别；五脏之象，可以类推。"王冰从生理角度来解释，云"夫脉，小者细小，大者满大，滑者往来流利，涩者往来蹇难，浮者浮于手下，沉者按之乃得也。如是虽众状不同，然手巧心谛，而指可分别也。象，谓气象也。言五脏虽隐而不见，然其气象性用，犹可以物类推之。何者？肝象木而曲直，心象火而炎上，脾象土而安静，肺象金而刚决，肾象水而润下。夫如是皆大举宗兆，其中随事变化，象法傍通者，可以同类而推之耳。"高士宗认为："脉有阴阳，大为阳，小为阴，滑为阳，涩为阴，浮为阳，沉为阴。夫脉之大小滑涩浮沉，可以指按而别之。脉之阴阳，内合五脏，五脏阴阳之脉象，亦可以大小滑涩浮沉而类推之。如浮大为心肺，沉涩为肝肾，滑为脾脉者是也。"高士宗结合上下文，从脉象来注释此段经文，解释较为符合经文主旨。

《素问·汤液醪醴论》云"形不可与衣相保"，诸家看法不同。杨上善注云："皮肤不仁，不与衣相近，脾伤竭也。"马莳注曰："是孤精在内，而阳气耗散于外，形体软弱，不可与衣相保。"高士宗则认为"形不可与衣相保者，形体浮肿不可与衣相为保和也"，据该篇所论述内容为水肿，高士宗之注比较符合文义。

《素问·调经论》中"十六部"句，历来注说不一。但十六部究竟是哪些部位，《内经》中无详细论述。杨上善《黄帝内经太素》注为："九窍五脏，以为十四，四支合手足故有十六部。"王冰次注《黄帝内经素问》云："十六部者，谓手足二，九窍九，五脏五，合为十六部。"杨、王二说同，他如张景岳、马莳、吴崑亦皆作手足二，九窍九，五藏五，共十六部解。但从经文看，十六部是与精气津液、四肢、九窍、五脏并列为言，故此说似欠允当。张志聪《黄帝内经素问集注》中从经脉角度解释，作手足经脉，跷脉二，督脉一，任脉一，共十六部解，其谓："十六部者，十六部之经脉也。手足经脉十二，跷脉二，督脉一，任脉一，共十六部"，此说虽然与《调经论》全篇强调经络治疗作用的特点相符，但其欠缺是在奇经八脉中忽略冲、维、带，显然有凑数之嫌。综观全文，此句指形体部位的划分方法，不能作经脉解。唯独高士宗《素问直解》注有新义，云："形体之十六部，谓两肘、两臂、两腘、身之前后左右、头之前后左右也。"此说之优点在于突出了"形体之十六部"，所以丹波元简《素问识》姑且从之，称"高胜于旧注"。虽然高士宗之论亦似有偏颇，解释欠妥，但高士宗不同一般之见解，值得回味。

由上，高士宗注释《素问》，不囿于先贤之论，敢于疑古，提出独见，对经文注释往往超越于诸家之上。

（3）诠解《素问》，释义完整

高士宗在《黄帝内经素问直解·凡例》中云："《素问》八十一篇，原遗两篇，今已搜补矣。"又云："轩岐《素问》谓之圣经，不容假借，无奈后人著作方书，偏剿袭其义，摘取其文，而经脉针刺之理、三才运气之道，茫乎若迷，呜呼！世如斯、医如斯，学道者又如斯，则经几晦于方技，将见素问内经徒寄空明于天壤耳！后之业是道者，当知篇章字句，皆属珠玑，勿容稍为去取者也。"

从以上这段文字可以看出，高士宗认为《素问》是一部完整不可分割的巨著，其字字句句皆是珍宝。医者如为快捷学习而仅摘片段，大有断章取义之弊，且不能正确领悟经文原旨。为了完整表达《素问》原旨，高士宗不仅遥承马莳将《素问》遗缺两篇（《刺法论》和《本病论》）补出，对脱简之处加以考证并认真注释，并单列为《素问补遗》篇；同时，还将《内经》中末卷7篇（《天元纪大论》《五运行大论》《六微旨大论》《气交变大论》《五常政大论》《六元正纪大论》《至真要大论》）完整录入。关于此七篇经文，历来医家就有争论。如林亿等认为，此7篇"全元起注本及《太素》并无，疑王氏所补也"，因嫌其文字过于古奥难懂，竟予以删除。高士宗却认为，"上论七篇，词古义深，难于诠解，然久久玩索，得其精微，则奥旨自显。襄岁偶于友人斋头，见新刊《素问》一部，纸板甚精洁，名人为之序，其中篇什倒置，删削原文，末卷七篇置之不录，谓词义不经，似属后人添赘而非黄帝之文。噫，如是之人，妄论圣经，贻误后昆，良足悲已。"

在此要说明的是，虽然，现中医界将高士宗《黄帝内经素问直解》归入单注《素问》的医家，事实上，高士宗亦是全注《内经》，即对《素问》和《灵枢》分别进行了注解，即《黄帝内经素问直解》和《黄帝内经灵枢直解》。高士宗在《黄帝内经素问直解·凡例》中说："《素问直解》外，更有《灵枢直解》圣经贤论剞劂告竣。"只可惜《黄帝内经灵枢直解》已佚，名存而实亡。虽仅存《素问》，仍可以此管窥高士宗对《黄帝内经》完整性的重视。高士宗在《黄帝内经素问直解·凡例》首条即云："素问内经……后之注者，或割裂全文，或删改字句，剽窃诡道，实开罪于先圣。如灵素合刻，纂集类经是已。惟王太仆、马元台、张隐庵注释，俱属原文。然字句文义，有重复而不作衍文者，有倒置而未经改正者，有以讹传讹而弗加详察者。余细为考校，确参订正，庶几上补圣经，下裨后学。"故高士宗在注释经文时力求完整、清晰、明白。

如同上文所述，关于《素问》每篇名目，马元台、张志聪等医家只是部分注解，而高士宗对每篇名目一一注释完整。篇名者，既道明了本篇命题的主旨，又使人读之有一种动态之感。故高士宗的篇名注释，使《素问》以"直解"清新的风格展现于世人面前。

高士宗不仅对《素问》81篇各篇名目重新注释，对《素问》各篇亦重新分节分卷，突显了《素问》经文的整体性，以使后学者易于领悟经文。在《直解》凡例中，其云"每篇名目，俱当诠解，兹刻不第诠解篇名，即篇中大旨亦逐为指出。一篇之中，分为数节，盖以词论冗繁，略分节旨，使观者易于领会耳。"《黄帝内经素问》经由高士宗的重新认真分卷分篇，使各卷内容前后条贯，经旨益明，而用便观览。

高士宗力求全解《素问》，这和他洞悉《内经》整体观理论不可分割，正因为全解《内经》，使得《直解》释文更能接近经文原旨。可以说，高士宗对《素问》全文的传载起着重要作用。他力求《素问》的完整本来面貌，并多方购览《素问》注本，用心辨别其中真伪并为之注。其感叹云："《素问》注解，不下10余家，余多方购览，而明显入彀者，十不得一。然世之学者，便知诸刻纷纭，其中是非莫辨、真伪难分，余岂能执余注而告诸人曰：余解是真也，非伪也。噫！必不能矣！所以虽付剞劂，要亦信诸吾心，质之轩岐，不冀人之知也。虽然，人同此心，心同此理，倘后之君子，或嗣而续之，倡而明之，又余之深幸也夫。"高士宗体会先圣微义，注解《素问》，"言言中的，字字见解，而一针一血，尤必深入浅出，俾千百世后，永为画定不易之说，庶轩岐问答之神，跃跃纸上，而至精至微之理，炳若日星"。然道非浅近，故高士宗又云："非其人勿授、非其真不传。余之劳心神、历寒暑，以成此解，亦第藏之名山，传之其人而已。"诚然，《黄帝内经素问直解》是"直"解，亦是"真"解、"心"解也。此是高士宗心旨，亦《黄帝内经素问直解》之旨。

5. 以取类比象之法阐药性

"取类比象"或言"援物比类"，是古人研究事物的基本认识方法之一，即按类同的原则，由一般到个别，从已知推导未知的演绎法。也就是运用带有感性、形象、直观的概念与符号以表达和理解对象的抽象意义。古人通过天地万物所显现的各种征象，来说明宇宙及人生中许多玄妙深奥之理，就是"取类比象"。就中医学而言，"取类比象"是指联系某些自然界物理现象、生物现象和社会现象等来类比人体，找出事物之间的某些共性和特征，从而解释生理、病理、药理等的一种思维方式。"取类比象"思维首见于战国前的《尚书·洪范》中，记载有"润下作咸，炎上作苦，曲直作酸，从革作辛，稼穑作甘"，其将五行属性推演及"五味"。在中医学理论中，"取类比象"是一种十分重要的研究方法及说理工具，特别是取自然之"天"来类比"人"的各种生理和病理变化最为多见。早在中医经典医籍《黄帝内经》中，就广泛运用取类比象法来论证人体生理、病理、治疗用药等。《素问·示从容论》云："夫圣人治病，循法守度，援物比类……"指出古代上医治病，必遵循自然之道，使用"援物比类"法。"取类比象"的方法对中医学理论体系的形成，有着重要意义。后世医家亦运用此法，阐发药物生长习性、脏腑归经、功效、主治等。

《本草崇原》在注释《神农本草经》药物时，善于结合取类比象法以阐发中药的性能功效等，兹以十味中药为例阐发之。

（1）肉苁蓉

载于《神农本草经》上品。《本草崇原》运用五运六气与取类比象相结合的方法推论肉苁蓉的命名、性味、功效、主治等，曰："马为火畜，精属水阴，苁蓉感马精而生，其形似肉，气味甘温，盖禀少阴水火之气，而归于太阴坤土之药也。土性柔和，故有苁蓉之名。"因马在五行中属阳火，故云"马为火畜"，而"苁蓉感马精而生，其形似肉""性柔和"，故名为"苁蓉"，性温，功擅补中阳。高士宗进一步对肉苁蓉在《吴氏本草》中的两个别名"松容""黑司命"运用取类比象法分别进行解析。肉苁蓉最初产于"河西山谷及代州雁门，今以陇西者为胜，北国者次之"，是"野马之精入于土中"而生成的。产于陇西者，"形扁色黄，柔润多花，其味甘；北国者形短少花，生时似肉，三四月掘根，长尺余，绳穿阴干，八月始好皮，有松子鳞甲"，故形象地命名为"松容"。马在十二地支中属午畜，阴阳属性为阳，五行属性为火、土，颜色赤黄。"正化""对化"乃六气概念，刘完素在《素问要旨论》中云："子午少阴君火，午为火，子为水，午为正化，子为对化。"高士宗借引刘完素之语，云"以少阴为正化，子水为对化"故名"黑司命"。高士宗从肉苁蓉的形态、生长习性、气化所属等，以取类比象的方法解析了"松容""黑司命"所蕴含的深义。

（2）蛇床子

载于《神农本草经》上品。《本草崇原》非常注意药物的自然属性，通过观察发现属阴的蛇喜卧于蛇床子之中，根据"取彼之所有，以资己之所无"的自然之理，来解释蛇床子的温热之性，其曰："蛇，阴类也。蛇床子性温热，蛇虺喜卧于中，嗜食其子，犹山鹿之嗜水龟，潜龙之嗜飞燕，盖取彼之所有，以资己之所无，故阴痿虚寒，所宜用也。"同时，高士宗援引古典中蛇之别名，运用取类比象法来详细阐发蛇床子名字由来、生长习性等。高士宗注云："蛇床子《神农本草经》名蛇粟，又名蛇米。《尔雅》名虺床，以虺蛇喜卧于下，嗜食其子，故有此名。始出临溜川谷及田野湿地，今所在皆有。三月生苗，高二三尺，叶青碎作丛似蒿，每枝上有花头百余，同结一窠，四五月开花白色，子如黍粒，黄褐色"，高士宗运用取类比象的方法指出蛇床子的药名来由有二：一者，"虺蛇喜卧于下，嗜食其子"；二者，"子如黍粒"。

（3）五味子

载于《神农本草经》上品。《神农本草经》云其"气味酸温，无毒。主益气，咳逆上气，劳伤羸瘦，补不足，强阴，益男子精"。张志聪注曰"（五味子）核形象肾，入口生津"，根据五味子其"核形像肾，入口生津"的特点，来解释其"能启肾脏之水精，上交于肺"，故用来治疗咳逆上气，又因其本于先天之水，则能化生后天之木，故五脏相生，精气充足，用于治疗劳伤羸瘦，补不足。对此，高士宗的注释更为形象，高士宗注云："核形似猪肾"，猪为水畜，故以此推之，五味子入肾经而补不足也。又"茎赤色，花黄，白子，生青熟紫，亦具五色，实具五味，皮肉甘酸，核中辛苦，都有咸味，味虽有五，酸味居多"，五味子具有五种颜色、五种味道，是故名之"五味子"。高士宗从五味子的形态特点、生长习性，以取类比象之法，论述了五味子的名字由来。

（4）蒺藜

载于《神农本草经》上品。《本草崇原》在注释蒺藜之时，以取类比象法参合运气理论，以区别名似药异的药物不同性味归经、功效主治。如张志聪在注释蒺藜时，又云："蒺藜子坚劲有刺，禀阳明之金气，气味苦温，则属于火。"故"为阳明，是阳明禀火气而属金也。金能平木，故主治肝木所瘀之恶血，破肠胃郛郭之癥瘕积聚，阴阳交结之喉痹，阳明胃土之乳难"，此皆"禀锐利之质而攻伐之力也。"然又有"沙苑蒺藜一种，生于沙地，形如羊肾，主补肾益精，治腰痛虚损，小便遗沥"。作者运用取类比象思想，根据沙苑蒺藜其"形如羊肾"的特点来解释其与本经所载"蒺藜"不同，《神农本草经》所载蒺藜乃"刺蒺藜"也。高士宗云："蒺藜始出冯翊平泽或道旁，今西北地多有。春时布地，蔓生细叶，入夏做碎小黄花；秋深结实，状如菱米，三角四刺，其色黄白，实内有仁，此刺蒺藜也。《尔雅》名茨。《诗》言：墙有茨者是也。又，同州沙苑一种，生于牧马草地上，亦蔓生布地，茎间密布细刺，七月开花黄紫色，九月结实作荚，长寸许，内子如脂麻，绿色，状如羊肾，味甘微腥，今人谓之沙苑蒺藜，即白蒺藜也。今市肆中以茨蒺藜为白蒺藜，白蒺藜为沙苑蒺藜，古今名称互异，从俗可也。"

高士宗在老师张志聪注释的基础上，以取类比象法更为具体地论述了《神农本草经》中"蒺藜"与沙苑蒺藜，名字虽似，而实为两种不同的药物。高士宗形象地分析了蒺藜与沙苑蒺藜的产地、形态特征等不同，指出《神农本草经》中所载"蒺藜"，又名刺蒺藜，而"沙苑蒺藜""内子如脂麻，绿色，状如羊肾，味甘微腥"，高士宗所处时代又称之为白蒺藜，其古今名互异，临证当认真区别之。

（5）赤石脂

载于《神农本草经》上品。《本草崇原》认为"（赤石脂）色赤象心"，故"得少阴之火气"，故可治疗"阴蚀，下血赤白，邪气痈肿，疽痔者"，因"少阴脏寒，不得君火之阳热以相济，致阴蚀而为下血赤白，邪气痈肿而为疽痔"，赤石脂又治"少阴火热不得肾脏之水气以相滋，致火热上炎，而为恶疮之头疡疥瘙"。《本草崇原》以赤石脂色赤像心，而具少阴心火之气来阐释其在临床能够用来治疗少阴脏寒而导致的下血赤白，又治临床上因少阴肾水不能上滋心火，使心火上炎所致的恶疮（头疡、疥瘙）。笔者注：头疡，亦谓秃也，即今所谓斑秃。疥瘙乃身体发痒，如长有疥疮瘙痒难忍（此处均指由肾阴虚心火旺，心肾不交所致）。

在清代徐大椿的《神农本草经百种录》中，赤石脂被列入"五石脂"中论述，云："青石、赤石、黄石、白石、黑石脂等……五石脂各随五色补五脏。性治略同，而所补之脏各异。"更形象地用类比法指出赤石脂色赤，入心经，与《本草崇原》所论有异曲同工之妙。

（6）橘皮

载于《神农本草经》上品。《本草崇原》曰"橘实形圆色黄，臭香肉甘，脾之果也。其皮气味苦辛，性主温散，筋膜似络脉，皮形若肌肉，宗眼如毛孔，乃从脾脉之大络而外出于肌肉毛孔之药也。"此段文字中，《本草崇原》根据橘皮"筋膜似络脉，皮形若肌肉，宗眼如毛孔"的外部生长表象，将其归属为治疗脾胃肌肉诸病的良药，在临床用药经验的基础上，对橘皮理气、调中、燥湿、化痰的功效用"取类比象"的理论做出了合理的解释。

（7）矾石

载于《神农本草经》上品。《本草崇原》认为矾石乃"以水煎石，凝结成矾，其质如石，故坚骨齿"。矾石质硬如石，类比其能坚骨齿之效。又曰："矾石以水煎石而成，光亮体重，酸寒而涩，是禀水石之专精，能肃清其秽浊。主治寒热泄痢白沃者，谓或因于寒，或因于热，而为泄痢白沃之证。矾石清涤肠胃，故可治也。阴蚀恶疮者，言阴盛生虫，肌肉如蚀，而为恶疮之证，矾石酸涩杀虫，故可治也。以水煎石，其色光明，其性本寒，故治目痛。"《本草崇原》认为，矾石除其因质硬而能"坚齿骨"外，尚因其水煎后光亮而能荡涤肠胃，疗目疾。又因其酸寒而涩，故能杀虫。

《神农本草经疏》载："矾石味酸，气寒而无毒。其性燥急，收涩解毒，除热坠浊。盖寒热泄痢，皆湿热所为；妇人白沃，多由虚脱，涩以止脱故也。阴蚀恶疮，亦缘湿火。目痛多由风热，除固热在骨髓，坚齿者，髓为热所劫则空，故骨痿而齿浮。矾性入骨除热，故亦主之。去鼻中息肉者，消毒除热燥湿之功也……白矾，《神农本草经》主寒热泄痢，此盖指泄痢久不止，虚脱滑泄，因发寒热。矾性过涩，涩以止脱，故能主之。假令湿热方炽，积滞正多，误用收涩，为害不一。慎之！妇人白沃，多由虚脱，故用收涩以固其标，终非探本之治。目痛不由胬肉及有外障，亦非所宜。除固热在骨髓，仅可资其引导，若谓其独用，反有损也。矾性燥急而能劫水，故不利齿骨。齿者骨之余故也。岐伯云：久服伤人骨。故凡阴虚内热，火炽水涸，发为咽喉痛者，不宜含此。目痛由阴虚血热者，亦不宜用劫水损骨之药，岂可炼服，轻身不老增年？徒虚语耳！"。从此段文字可以看出：《本草经疏》从辩证的角度谈论了矾石的功效及临床应用，言其功能燥急，而能劫水，故不利齿骨，并引用岐伯之语告诫医者矾石"轻身不老增年"之说的纰漏，当慎之慎之！与《本草崇原》相比，《神农本草经疏》并没有一味地采用取类比象法来解释《本经》原文，而是采用批判继承的态度指出《神农本草经》之语亦有不正确处，不可一味盲信。《本草崇原》在矾石的解释上却刻意地以经解经，表面上忠于了《神农本草经》原文，却背离中医辨证精神，脱离了临床，这是其不足之处。

（8）防己、木通

防己、木通均载于《神农本草经》中品。高士宗认为防己"茎空藤蔓，根纹如车辐"故"能启在下之水精而上升，通在内之经脉而外达"；木通"藤蔓空通，故通利九窍、血脉、关节。血脉通而关窍利，则令人不忘"。又曰"防己、木通皆属空通蔓草。防己取用在下之根，则其性自下而上，从内而外。木通取用在上之茎，则其性自上而下，自外而内，此根升梢降，一定不易之理。后人用之，主利小便，须知小便不利，亦必上而后下，外而后内也"。《本草崇原》以取类比象的对比方法描述了防己、木通的异同：防己"茎空"而能利大小便，通经脉；木通因藤蔓"空通"，而具有通利九窍的功效；同时又指出防己、木通虽均中空，因取用入药部位的不同而具有不同的功效。通过"根升梢降"的取类比象原理，阐述了防己因其用在根，而具有自下而上，自内而外的功效特点，而木通因其用在茎，因此具有自上而下、外而后内的功效特点，形象而具体深刻。

（9）贝母

载于《神农本草经》中品。《崇原》认为贝母"根形象肺，色白味辛，生于西川，清补肺金之药也"。因贝母之根，外形上与肺相像，故以此来阐释临床其为治肺良药的依据，又云："伤寒烦热者，寒邪在胸，则为烦为热。贝母清肺，故胸中之烦热可治也。淋沥邪气者，邪入膀胱，不能随太阳而出于肤表，则小便淋沥；贝母通肺气于皮毛，故淋沥邪气可治也。疝瘕乃肝木受病。治疝瘕，金能平木也。喉痹乃肺窍内闭，治喉痹，通肺气也。乳难乃阳明津液不通。金疮风痉乃阳明经脉受伤，贝母色白味辛，禀阳明秋金之气，内开郁结，外达皮肤故皆治之。"《本草崇原》一书以贝母根形象肺的比类法，并根据五行生化克制理论，解释贝母治伤寒烦热、小便淋沥、疝瘕、喉痹、乳难、金疮风痉等症。

（10）狗脊

载于《神农本草经》中品。《本草崇原》认为狗脊"根坚似骨，叶有赤脉"，故类比推衍出狗脊主"利骨节而通经脉"，因其利骨节，故治"腰背强，机关缓急"，又因"血脉不和，则为周痹，或因于寒，或因于湿，皆能为痹"，狗脊通经脉，故治周痹寒湿。又主治膝痛者，因"机关缓急，则膝亦痛。老人精血虚而机关不利，故颇利老人"，根据狗脊根坚硬如骨，叶有红色脉络的特点，来阐释其临床所具有的通经脉、健腰脚、利关节的功效。

综上，《本草崇原》一书，广泛运用中医取类比象的传统理论方法，来注释《神农本草经》中药物，借以推演阐发药物的性味功效、区分药物主治异同等。

从所举矾石条目，亦可管窥取类比象法的不足之处，亦可看出《本草崇原》在注释《神农本草经》时亦存缺陷，即在注释某些药物时，过于忠实于《神农本草经》原文，忽视了其中的唯心色彩。

不同事物之间具有同一性和差异性，同一性是"取类比象"的逻辑依据，而差异性则制约着"取类比象"结果的准确性。所以古人也强调进行类比应该在同类事物中进行，即"辞以类行"（《墨经·大取》）。中医学根据"人与天同纪"的思想，重视天人一体，即人与自然同一的一面。源于天人相应的取类比象法即是天人一体思想的延伸与发展。医者当明晓"取类比象"是古人在天人相应观点指导下，认识事物的一种方法，是从对自然界变化的认识来类比人体生理病理的变化，从宏观的角度而言，对认识人体生理病理变化的规律，寻究未知的生命奥秘是有益的。但是刻意地追求天人一体，灵兰探秘往往显得力不从心，这也是《本草崇原》解释部分《神农本草经》药物时，显现出认识上局限性的根源所在。

6. 以格物致知思想释《本经》

"格物致知"，意即通过对自然界事物的观察体验，进而归纳、类推事物的性理。善能格物者，必然致知，多知。格物致知的思想与中医学天人合一的整体观念是相统一的，格物致知的思想蕴含着中医治病求本的辨证整体观，是中医理论的思想源泉之一。《素问·五运行大论》云："候之所始，道之所生"，所谓"候"，即表现于外的各种现象，如气候、物候、病候等；"道"则指事物运动的规律。中医学所蕴含的"格物致知"思想，体现在"治病求本""四诊合参""审证求因""审因论治"中。明代伟大的医药学家李时珍曾云："医者贵在格物也。"他认为，本草之学"虽曰医家药品，其考释性理，实吾儒格物之学。"

《本草崇原》一书中非常重视格物致知用药的重要性，认为格物用药不仅是认识药物的方法，也是临床用药的基本原则和具体途径，只有探其原，知其性，才能用其本。本书认为"运气之理炳如日星，为格物致知，三才合一之道"。

《本草崇原》认为格物用药是先圣的用药原则，夫"万物各有自然之性。凡病自有当然之理，即物以穷其性，即病以求其理，豁然贯通，则天地所生之万物，人生所患之百病，皆曰一致矣。"《本草崇原》一书以万物自然之理，以格物致知和取类比象的理论方法，穷诸本草之性味功效，把诸本草与自然界、人体联系为一个整体，丰富了药物理论学说，值得后人借鉴。

7. 重视临床，以实践精神释经典

（1）甄别药性，析疑匡谬释《本经》

《本草崇原》一书虽然尊崇《神农本草经》为圣经，却又精心考证，敢批前人之错，能纠世人之误，结合临床用药的切身体会更订《神农本草经》之纰漏瑕疵。现援举六味药物论述如下。

①白术

载于《神农本草经》上品。《本草崇原》论曰"白术之味，《神农本草

经》云苦，陶弘景云甘，甄权云甘辛，张杲云味苦而甘，今取浙中所产白术尝之，实兼甘辛苦三味。夏采者，辛多甘少，冬采者，甘多辛少，而后皆归于苦。是知诸说各举其偏，而未及乎全也。隐庵于《神农本草经》原文定苦字为甘字，爰以白术为调和脾土之品，甘是正味，苦乃兼味，故采弘景之说，以订正之耳。"《本草崇原》白术条下此段话记载，乃高士宗之语。展现了《本草崇原》作者重视临床实践，敢于匡谬正讹。高士宗认为药物的性味因季节的变换，亦应自然气候变换发生着不同的变化，前人只各讲到了白术性味中的某一面，高士宗则通过亲身尝试，全面地概括了白术之味，认为"夏采者，辛多甘少，冬采者，甘多辛少，而后皆归于苦"，并订正了其师张志聪以白术为调和脾胃之品而定味为甘的片面见解，认为白术"甘是正味，苦乃兼味"。并认为陶弘景对白术之气味论述较切合临床，借弘景之说纠古人之谬。

尤其难能可贵的是，《本草崇原》对术的分类进行了详实解析："《神农本草经》单言曰术，确是白术一种，苍术固不可以混也，试取二术之苗、叶、根、茎、性、味察之，种种各异。白术近根之叶，每叶三岐，略似半夏，其上叶绝似棠梨叶，色淡绿不光。苍术近根之叶，作三五叉，其上叶则狭而长，色青光润。白术茎绿，苍术茎紫。白术根如人指，亦有大如拳者，皮褐色，肉白色，老则微红。苍术根如老姜状，皮色苍褐，肉色黄，老则有朱砂点。白术味始甘，次微辛，后乃有苦。苍术始甘，次苦，辛味特胜。白术性和而不烈，苍术性燥而烈，并非一种可知。后人以其同有术名，同主脾胃，其治风寒湿痹之功亦相近，遂谓《神农本草经》兼二术言之，盖未尝深辩耳。观《神农本草经》所云止汗二字，唯白术有此功，用苍术反是写得相混耶。"高士宗从叶、根、茎、性、味、功效等方面详细描述了白术和苍术两者的区别，描述形象生动，启示为医者当用心学习中药之间的细微差别，临证方能运筹于帷幄之中。《本草崇原》除详细注释《神农本草经》白术外，又附录苍术条，云："白术性优，苍术性劣，凡欲补脾，则用白术，凡欲运脾，则用苍术，欲补运相兼，则相兼而用。如补多运少，则白术多而苍术少。运多补少，则苍术多而白术少。品虽有二，实则一也。"《本草崇原》认为苍术、白术始分于医圣仲景，云："《神农本草经》未分苍白，而仲祖《伤寒论》方中，皆用白术，《金匮要略》方中，又用赤术，至陶弘景《名医别录》，则分而为二，须知赤白之分，始于仲祖，非弘景始分之也。赤术，即是苍术，其功用与白术略同，故仍以《神农本草经》术之主治为本，但白术味甘，苍术兼苦，白术止汗，苍术发汗，故止汗二字，节去不录。后人谓苍术之味苦，其实苍术之味，甘而微苦。"

白术与苍术，古时统称为"术"，后世逐渐分别入药。《本草崇原》详细记载了二药的异同，同时取古人之精华，去古人之纰漏。认为苍术、白术分于仲景，二者性味不同，功效各异，临证当细细分别之。

②酸枣仁

载于《神农本草经》上品。《本草崇原》在酸枣仁的小字注中（笔者认为是高士宗语）写到"酸枣肉味酸，其仁味甘而不酸，今既云酸枣仁，又云气味酸平，讹也，当改正。"《中华本草》中言其"性味甘、平"。《本草纲目》载："酸枣仁，甘而润，故熟用疗胆虚不得眠，烦渴虚汗之证；生用疗胆热好眠。"《本草经疏》载："酸枣仁，实酸平，仁则兼甘。"酸枣仁其性味甘平，而酸枣肉则味酸。可见，高士宗是通过切身考察，还药物以真实性味。

③牛黄

载于《神农本草经》上品。在《本草崇原》中，张志聪、高士宗二人对中风入脏服用牛黄之说均进行了质疑。《本草崇原》载："李东垣曰：中风入脏，始用牛黄，更配脑麝，从骨髓透肌肤，以引风出。若风中于府，及中经脉者，早用牛黄，反引风邪入骨髓，如油入面，不能出矣。愚谓：风邪入脏，皆为死证，虽有牛黄，用之何益？且牛黄主治皆心家风热狂烦之证，何会入骨髓而治骨病乎？脑麝从骨髓透肌肤，以引风出，是辛窜透发之药，风入于脏，脏气先虚，反配脑麝，宁不使脏气益虚而真气外泄乎？如风中腑及中经脉，正可合脑而引风外出，又何致如油入面而难出耶？东垣好为臆说，后人不能参阅圣经，从而信之，致临病用药畏首畏尾，六腑经脉之病留而不去，次入于脏，便成不救，斯时用牛黄、脑麝，未见其能生也。李氏之说恐贻千百世之祸患，故不得不明辩极言，以救其失。"此节高士宗根据药物理论结合自己的用药经验批驳东恒"中风入脏，始用牛黄"之论，指出医家用药当须参阅圣经，方可免"贻千百世之祸患"。治学之认真，诚如高士宗。

④橘皮

载于《神农本草经》上品。关于橘皮一药之用有去白不去白之说，孰是孰非，高士宗论曰："上古诸方，只曰橘皮个用不切，并无去白之说。李东垣不参经义，不礼物性，承《雷敩炮制》谓：留白则理脾健胃，去白则消痰止嗽。后人习以为法，每用橘红治虚劳咳嗽……若去其白，其味但辛，只行皮毛，风寒咳嗽似乎相宜，虚劳不足，益辛散矣。后人袭方书糟粕，不穷物性本原，无怪以讹传讹，而莫之止。须知雷敩乃宋人，非黄帝时雷公也。业医者当以上古方制为准绳，如《金匮要略》用橘皮汤治干呕哕，意可知矣。日华子谓：橘瓤上筋膜，治口渴吐酒，煎汤饮甚效。以其能行胸中之饮而行于皮肤也。夫橘皮从内达外，凡汗多里虚，阳气外浮者，宜禁用之。"此处高士宗批驳李东垣不以古方炮制为准绳，而有橘皮去白之说，导致后人袭方书糟粕，不穷物性本原，以讹传讹。并引《金匮要略》

橘皮汤等为例，说明药物当洞悉其本源，更应知其禁忌，临证方不致有误。

⑤芎䓖

载于《神农本草经》中品。《本草崇原》对沈括《梦溪笔谈》中关于"川芎不可久服、单服，令人暴死"之说进行了辨析，云："夫川芎乃《本经》中品之药，所以治病者也，有病则服，无病不宜服。服之而病愈，又不宜多服。若佐补药而使之开导，久服可也。有头脑中风寒痹筋挛之证，单用可也。遂以暴死加之，谓不可久服、单服，执矣。医执是说，而不能圆通会悟，其犹正墙而立也与。"高士宗批驳沈括不辨证论治，单言"川芎不可久服、单服，令人暴死"，指出当辨证用药，有病当用是药，无病则不宜服。并指出佐补药可久服，有头痛中风寒痹筋挛之证可单用。医者不可固执一见，而当灵活贯通，辨证用药。

⑥紫葳

载于《神农本草经》中品。《本草崇原》对《神农本草经》中记载紫葳"养胎"之说提出了质疑，论曰"紫葳延引藤蔓，主通经脉，气味酸寒，主清血热，故《本经》主治如此。近时用此，为通经下胎之药。仲景鳖甲煎丸，亦用紫葳以消癥瘕，必非安胎之品。《神农本草经》养胎二字，当是堕胎之讹耳。"根据紫葳气味酸寒，主清血热的药物性味和功用，又引医圣仲景鳖甲煎丸的用药经验及当时世人用来通经下胎，推断《神农本草经》言其具有养胎的功效是讹传。

《本草崇原》除对中药从临床角度进行深入阐发外，还记载了各种鉴别药物真伪优劣的方法，并对临床易于混淆的药物进行了详细描述，示医者当分药之真伪，别药之相似，方能于临证时不致失误。现援举《本草崇原》十四种药物详述之。

例如，阿胶，《本草崇原》记载云："余尝逢亲往东阿煎胶者，细加询访，闻其地所货阿胶，不但用牛马诸畜杂皮，并取旧箱匣上坏皮及鞍辔靴屐，一切烂损旧皮皆充胶料。人间尚黑，则入马料、豆汁以增其色。人嫌秽气，则加樟脑等香，以乱其气，然美恶犹易辨也。今则作伪者，日益加巧，虽用旧皮浸洗日久，臭秽全去，然后煎煮，并不入豆汁及诸般香味，俨与真者相乱。人言真胶难得，真胶未尝难得，特以伪者杂陈并得，真者而亦疑之耳。人又以胶色有黄有黑为疑者，缘冬月所煎者，汁不妨嫩，入春后嫩者，难于坚实，煎汁必老。嫩者色黄，老者色黑，此其所以分也。昔人以光如醫漆，色带油绿者为真，犹未悉其全也。又谓：真者拍之即碎，夫拍之即碎，此唯极陈者为然，新胶安得有此。至谓真者，绝无臭气，夏月亦不甚湿软，则今之伪者，未尝不然，未可以是定美恶也。又闻古法先取狼溪水以浸皮，后取阿井水以煎胶，狼溪发源于洪范泉，其性阳，阿井水之性阴，取其阴阳相配之意，火用桑薪煎炼四日夜而后成。又谓：烧酒为服胶者所最忌，尤当力戒。此皆前人所未言者，故并记之。"高士宗治学严谨，为探究药物真伪好坏，必躬亲前往药物道地之所认真考察，对阿胶的原材料、炮制法、服胶禁忌等均逐一考证，得知阿胶之原材料并非仅驴皮胶也，且炮制时又为隐蔽其臭秽之气而加入各种辅料。时人辨阿胶之真伪有辨味道、辨色泽、辨拍之碎与不碎等说，高士宗又一一陈述。这种实事求是的求学精神委实难能可贵，吾辈当学之。

又如，《本草崇原》认为石膏"有软硬二种，软石膏生于石中，大块作层，如压扁米糕，细纹短密，宛若束针，洁白如膏，松软易碎，烧之白烂如粉。硬石膏作块而生，直理起棱，如马齿坚白，击之则段段横解，光亮如云母、白石英，有墙壁。烧之亦易散，仍硬不作粉，今用以软者为佳。"高士宗将软石膏、硬石膏的差别描述得详尽而细致，指出临证时，软石膏效佳。

再如,《本草崇原》论附子,曰"附子以蜀地绵州出者为良,他处虽有,为薄不堪用也。绵州领县八,唯彰明出附子,彰明领乡二十,唯赤水、廉水、昌明、会昌四乡出附子,而又推赤水一乡出者为最佳。其初种而成者,为乌头,形如乌鸟之头也。其附母根而生,虽相须实不相连者,为附子,如子附母也。旁生支出而小者,名侧子。种而独生无所附,长三四寸者,名天雄。附子之形以蹲坐正节,而侧子少者为上,有节多乳者次之。形不正而伤缺风皱者下之。其色以花白者为上,黑色者次之,青色者为下,俗呼黑附子,正以其色黑,兼以别于白附之子名耳","附子以产彰明、赤水者为胜,盖得地土之专精……据所出之地,曰彰明、曰赤水者,盖亦有巧符者矣。学者欲知物性之精微,而五方生产之宜,与先圣命名之意,亦当体认毋忽。今陕西亦莳植附子,谓之西附,性辛温,而力稍薄,不如生于川中者,土厚而力雄也。又,今药肆中零卖制熟附子,皆西附之类。盖川附价高,市利者皆整卖,不切片卖,用者须知之。"张志聪和高士宗二人分别从附子的产地、生长形态特征、五运六气等方面论述了附子的道地产地在川中,其中又以赤水、彰明者为胜,盖此二地得"地土之专精"也。同时,张、高二人又指出了药肆中之制附子属西附之类,效果欠佳,临证处方用药当明此理,使用时可适当增量以奏佳效。这对于今天使用附子无疑是一种很好的建议。

从上文可以看出,高士宗非常重视区别药物的优良低劣,认为这与药效有着非常重要的关系。其重视地道药材,本书中多处均提到了特定产地中药材的优异区别。例如,枸杞条下注云:"枸杞始出常山平泽及丘陵阪岸,今处处有之,以陕西甘州者为胜。"指出枸杞以产于陕西甘州者为道地药材;五味子条下注云:"五味子《别录》名玄及,始出齐山山谷及代郡,今河东陕西州郡尤多,杭越间亦有,故有南北之分。南产者,色红核圆。北产者，色红兼黑，核形似猪肾。凡用以北产者为佳。"蒲黄条下注云："蒲，香蒲水草也，蒲黄乃香蒲花中之蕊屑，细若金粉，今药肆或以松花伪充，宜辨之。始出河东池泽，今处处有之，以秦州者为胜。"指出蒲黄以产于甘肃秦州者佳，为道地药材；羌活条下注云："色紫赤，节密轻虚。羌活之中复分优劣，西蜀产者，性优。江淮近道产者，性劣。"指出羌活以产于西蜀者效最佳，为道地药材；大戟条下注云："杭州紫大戟为上，江南土大戟次之，北方绵大戟根皮柔韧于如绵而色白，甚峻利能伤人。"指出杭州产者性优，为道地药材；牛膝条下注云："牛膝《本经》名百倍。始出河内川谷及临朐，今江淮闽粤关中皆有，然不及怀庆川中者佳。"指出牛膝以产于怀庆者为佳，乃道地药材；巴戟天条下注云："巴戟天一名不凋草，始出巴郡及下邳山谷，今江淮河东州郡亦有，然不及川蜀者佳。"指出巴戟天以产于川蜀者佳，为道地药材。

综上，高士宗结合临床实践经验，深刻剖析《神农本草经》药物药性、功用等，同时，重视药物质量与产地的关系，注意鉴别药物真伪、优劣及用法，启示医者当明药物优劣与临床疗效有很大关系，应认真学习。

（2）精于临证，结合实践释《伤寒》

世之论法者，以张仲景法为圭臬；世之言方者，以张仲景方为圭臬。《伤寒论》是中医临床辨证论治的灵魂。高士宗长期坚持临床实践，积累了丰富的临床行医经验。更能将丰富的临床心得融入于著书立说中，集临床、著述于一体，使经典医籍的论述更加生动形象，更能指导临床。在其对《伤寒论集注》撰著过程中，很多时候都将自己的临床实践经验融会贯通于注释《伤寒论》条文之中。比如说在释文中，常可看到有"高子曰"的注释，那些都是高士宗的实践经验之谈，都是结合自己平时行医救人的心得而撰述的。同时，张、高二人在注释《伤寒论》条文时，对许多方剂中药物的性状、功效及适应症等进行了详细的论述，比如桂枝加葛根汤方中的葛根，栀子厚朴汤方中的枳实等，使读者在学习《伤寒论》条文时，对《伤寒论》方中的药物在本证中发挥的独特作用亦能有更深入的了解与掌握。能够如此细致的注释，很大程度上是因为《伤寒论集注》的作者医技精湛，临床经验丰富，注释经文不忘结合临证经验。且看《伤寒论》第124条文："太阳病六七日，表证仍在，脉微而沉，反不结胸，其人发狂者，以热在下焦，少腹当硬满，小便自利者，下血乃愈。所以然者，以太阳随经，瘀热在里故也。抵当汤主之。"

再看《伤寒论集注》中对此条文的注释：此下凡四节，皆以小便而验血证也。夫大阳之气循经而下通于胞中，太阳经脉起于目内眦，从巅下项，挟脊，抵腰，入循膂而内络膀胱，是以病在上首先则头痛，其次则项背强几几，循俞内入则合阳明，循经下入则结于胞中而为下血证矣。太阳病六七日，环运已周，又当来复于太阳，表证仍在者，太阳之气运行于外内，而病气仍在表也。脉微而沉者，太阳之气随经脉而沉以内薄也。夫太阳之气从胸出入，今反不结胸者，循背下入而不从于胸胁也。其人发狂者，阳热之气薄于血室，"阴不胜其阳，则脉流薄疾，并乃狂"，非若如狂之在气分也。以热在下焦，少腹当有形之鞕满，盖血瘀则硬，气结则满，非若无形之急结也。小便自利者，不在气分而归于血分矣，下血乃愈。所以然者，以太阳随经，瘀热在里故也。抵当汤主之，虻虫、水蛭皆吮血之虫，一飞一潜，潜者下行在里之瘀，飞者上承随经之热，配桃仁以破瘀，大黄以行血。名曰"抵当汤"者，谓抵当随经之热，而使之下泄也。高子曰："太阳表邪循背下入，则为抵当汤证，而属有形；从胸下入，则为桃仁承气汤证，而属无形。曰抵当，曰承气，则有形、无形，气分、血分从可识矣。"

此条文主要是讨论太阳蓄血重证，方用抵当汤。《伤寒论集注》在解释此段经文时，将条文中"发狂""少腹鞭满""小便利"等蓄血症状都进行了详细而生动的解释。同时，《伤寒论集注》指出临床辨别蓄血证属下焦蓄血抑或下焦蓄水证，关键在于辨别小便通利与否。临床如见小便通利，则为蓄水证，若小便不利，则属蓄血证。同时，《伤寒论集注》在解释抵当汤时，形象生动地结合自然生活中的现象：虻虫、水蛭均乃吸血之物，然虻虫在天上飞，水蛭潜于雷泽池泽之中。抵挡汤中水蛭、虻虫并施，以治血结上下俱病者。

《伤寒论集注》对《伤寒论》第124条经文生动的注释，与其深厚的临床经验和丰富的中药本草学知识是分不开的。从此条文亦可窥探高士宗对《神农本草经》药物的熟稔与灵活运用，而《本草崇原》的撰述价值亦不难理解了。

综观《伤寒论集注》，全文注释精深奥妙，作者往往独辟蹊径，对《伤寒论》条文的阐释独出心裁，使读者更易理解《伤寒论》条文。

如《伤寒论》第105条文云："伤寒十三日不解，过经谵语者，以有热也，当以汤下之。若小便利者，大便当鞭，而反下利，脉调和者，知医以丸药下之，非其治也。若自下利者，脉当微厥，今反和者，此为内实也，调胃承气汤主之。"《伤寒论集注》注释云："此言病气已入阳明胃腑，无分便鞭、自利，审为实热之证者，俱可从乎下解也。伤寒十三日不解，过阳明经而谵语者，以内有热也，当以汤药下之。若小便利者，津液下注，大便当硬，内热而燥，汤药下之可也。若过经谵语而反下利，脉调和者，知医以丸药下之，夫丸缓留中，徒伤胃气，非其治也。若自下利而涉于里阴者，其脉当微，手足当厥，今反调和者，此为阴阳内实而腐秽当下也，调胃承气汤主之。高子曰："上节论逆于中土而病气欲出，宜先从外解，此言过在阳明而入于胃土，宜但从下解，仲贤本论有条不紊，学者辨之。"

作者在解释此条文时，云此处是医误用丸药治疗阳明腑实证。丸者，缓也。丸药留于中焦，不能竣下热结，只能徒伤胃气。虽然下利，但是脉象平和，说明阳明实热存在，正气未伤，故仍可用下法治疗。有些学者在研习《伤寒论》此条文时，会疑惑：这里下利用下法，缘何前面柴胡加芒硝证中，亦为误用丸药而见下利，病证相似，却反先用小柴胡汤解其外呢？对此，高士宗有着独特的见解：因柴胡加芒硝证中虽然也是丸药误下，是泻下之性留中致"微利"，是邪"逆于中土而病气欲出"，丸药留于不内不外，又兼潮热，是表里俱病，若再用下法，只会使病情加重。故"宜先从外解"，以小柴胡汤解太阳病气于外。小柴胡汤可和解少阳，畅达枢机，透达表里之邪；后以柴胡加芒硝汤"清阳明之实热于内"。而第 105 条文丸药误下，邪气已入于阳明胃土，故当以调胃承气汤以下胃中实热。高士宗在这里加注，钩玄探幽，使得注释更清晰明白。不仅有助于后世医家习《伤寒论》，又为给初学者开启方便之门。可以看出，高士宗对《伤寒论》条文理解的深度，其见解独特，钩玄探幽，实为后学者之模范也。

同时，仔细阅读《伤寒论集注》中第 105 条文第一句，条文有"不解"二字，此乃《伤寒论集注》引用成无己《注解伤寒论》本（注：成无己本"十三日"下有"不解"二字），可知，张志聪、高士宗在注解《伤寒论》时，的确是处处"维护旧论"，更"正以己说"，而类似的例子在《伤寒论集注》中不胜枚举。而能够将《伤寒论》注解得如此精辟透彻，与张志聪、高士宗深厚的临床实践经验是息息相关的。

综上，《伤寒论集注》全书计 6 卷，100 章，474 证，113 方。高士宗广集前贤之说，结合临床，探本求真解释《伤寒论》条文；其精于临证，结合实践，钩玄探幽，对《伤寒论》条文的注释颇有阐发，从而自成一家。为历代伤寒医家研究《伤寒论》的重要注本之一。

（3）重视正气，结合临床注《素问》

《素问》是《黄帝内经》的重要组成部分，它是中医的哲学基础，中医临床的实践源泉。《黄帝内经素问直解》对《黄帝内经》中所体现的哲学思想和中医学基础理论进行了完整简洁的校注，尤其重视《黄帝内经》中关于阴阳、正气等方面的观点，对其进行了深入的阐发与注释，以阴阳解释人体脏腑结构、阐发疾病发生发展、作为疗病指导思想，同时认为临证当首辨阴阳与正气强弱，这与高士宗精于临证是密不可分的。

①以阴阳解释人体脏腑结构

不论是人体组织结构，抑或是人体脏腑功能，《黄帝内经》均是以阴和阳来概括说明的。《素问·金匮真言论》云："夫言人之阴阳，则外为阳，内为阴。言人身之阴阳，则背为阳，腹为阴。言人身之脏腑中阴阳，则脏者为阴，腑者为阳。肝心脾肺肾五脏皆为阴，胆胃大肠小肠膀胱三焦六腑皆为阳。"有对比，方显区别。笔者仍以张志聪与高士宗注释文来探析高士宗注释经文的特点。对此段经文，张志聪注为："此篇始论经脉之道。经脉内连脏腑。外络形身。阴阳出入。外内循环。是以四时之生长收藏。以应平人脉法。人之形身脏腑。以应天之阴阳。夫人之始生也。负阳而抱阴。是以背为阳。腹为阴。督脉循于背。总督一身之阳。任脉循于腹。统任一身之阴也。夫外为阳。而有腹背之阴阳者。阳中有阴阳也。内为阴。而有脏腑之阴阳者。阴中有阴阳也。经脉生于地之五行。而上应天之六气。故凡论经脉。先配合五脏五行。而后论及于六腑。"张志聪认为此段经文乃论经脉之道。人之形身以经脉内连脏腑，外应天地。阴阳即籍经脉而出入循环，并以此应天之四时阴阳。张志聪首先在注释中指出人身之阴阳与天地之阴阳是一体的，人与天地相应。人当与自然相统一，自然是一大宇宙，人身乃一小宇宙，其与经脉相通，人"负阳"，人身之外，当为阳，而"督脉循于背""背为阳",人"抱阴",人身之内,当为阴,而"任脉循于腹""腹为阳",一生二,二生三,三生万物,此天地之至理,故腹背亦有分阴阳也。关于脏腑阴阳归属,张志聪亦以经脉来解释,更多地参考了五运六气之理。

笔者认为,张志聪对此段经文的解释,如用心体悟,慨然乃一意义深刻的释文也!然其以五行六气为理论来解释经文,略显艰涩难懂。高士宗在《黄帝内经素问直解》中对此段经文的解释,没有承袭其师张志聪的方法,而注释曰:"人应之则可言人之阴阳矣。夫言人之阴阳,则外为阳,内为阴。言人身之阴阳,则背为阳,腹为阴。言人身之藏府中阴阳,则藏者为阴,府者为阳。藏者为阴,五脏是也,故肝心脾肺肾皆为阴;府者为阳,六府是也,故胆胃大肠小肠膀胱三焦皆为阳。"高士宗认为,人天相应,人与自然是一体的。天之阴阳,即人之阴阳,天之四时,即人之四时。人与天之阴阳相应,自可推及人身之阴阳。高士宗以经解经,由深变浅,由难变易,短短数语,道出经文奥旨。

②以阴阳阐发疾病发生发展

《黄帝内经》认为,脏腑阴阳升降出入运动保持相对平衡,才能维持人体正常生理功能,而阴阳失调是各种疾病发生发展的根本原因。如《素问·生气通天论》"是以圣人陈阴阳,筋脉和同,骨髓坚固,气血皆从。如是,则内外调和,邪不能害,耳目聪明,气力如故",正所谓"阴平阳秘,精神乃治",而"阴阳离决,精气乃绝";"阴不胜其阳,则脉流薄疾,并乃狂。阳不胜其阴,则五藏气争,九窍不通"。高士宗云:"阴阳不和而为病,是以圣人敷布阴阳,使周身之筋脉合同,通体之骨髓坚固。阳主之气,阴主之血,皆顺而从之,能如是也,则内外调和,而邪不能害。邪不能害,则耳目聪明,而气力如故。"由于寒热失调、饮食劳倦等各种原因导致阴阳不平衡,百病则由生。高士宗云"阴胜则阳病者,酸苦之味太过,则阴胜而阳斯病矣,阳胜则阴病者,辛甘之味太过,则阳胜而阴斯病矣。夫阳胜则过热，阴胜则过寒，今阴胜则阳病，乃重寒则热之义也。阳胜则阴病，乃重热则寒之义也。"

《素问·调经论》云："阳虚则外寒，阴虚则内热；阳盛则外热，阴盛则内寒。"阴阳之间的不相应，发生偏胜偏衰，疾病因此而作。阴阳只有保持平衡协调，疾病才不会发生。诚如高士宗注云，要保持机体"阴中有阳，阳中有阴"。

③以阴阳作为疗病指导思想

阴阳失衡既然是机体发生疾病的首因，治病当重在调整阴阳使其恢复平衡。如何保持机体"阴中有阳，阳中有阴"？在《黄帝内经素问集注》阴阳应象大论篇中，高士宗参与了撰订。其在"阴阳应象大论篇"条文"法阴阳奈何？"下注云："善诊者，察色按脉，先别阴阳，是取法阴阳之理，而为诊视之法也；知高者因而越之，其下者引而竭之，阳病治阴，阴病治阳，是审别阴阳而为救治之法也。"诊治疾病，当取法于阴阳，"谨察阴阳所在而调之，以平为期"。如何审其阴阳？高士宗在《黄帝内经素问直解》中指出："凡此施治之法，当审其阴阳，以别柔刚，阴阳者，天地之道也，柔刚者，乾刚坤柔，亦天地之道也，阳盛则阴虚，故阳病当治其阴，阴盛则阳虚，故阴病当治其阳。定其血气，定其病之在血在气也。各守其乡，血病勿使伤气，气病勿使伤血也。血实宜决之，勿使伤气矣，气虚宜掣引之，勿使伤血矣。"高士宗在此段指出人身之阴阳形体，与天地相应，当法天地之阴阳，临证如此诊治方为大善。

观高士宗注释之文，善于把握《素问》经文主旨，抓住"和""平"之关键，即平调阴阳之偏盛偏衰，使之归于协和。

阴阳乃"变化之父母"，"阴阳离决"是疾病发生的根本原因，预防疾病的发生就要保持"阴平阳秘"，这也是健康长寿所必须掌握的总规律。而上古之圣人正因为能够"法于阴阳"，知阴阳和谐之道，故皆能"形与神俱，而尽终其天年，度百岁乃去。"高士宗云，"上古之人，乃秉道之人也"，笔者注云，此道即经文所谓"提挈天地，把握阴阳"，凡此，皆能寿尽天地。《素问》认为保持身体健康，即养身延年的关键在于懂得"法于阴阳"之道。此所谓"因而和之，是为圣度"。高士宗在《黄帝内经素问直解》中极其重视《内经》阴阳相关防病、治病、养生等观点，对相关条文注释精辟简洁，这与其长期临床实践经验是密不可分的，值得后世认真研习。

（二）学术思想特色

1.重视五运六气理论

"运气"是五运六气的简称，即木运、火运、土运、金运、水运五运，风、寒、暑、湿、燥、火六气。五运代表一年春、夏、长夏、秋、冬五季的气候变化，以及全年气象的总体规律；六气用来说明时令节气的气化特征，中医运气学是研究自然气候变化规律，探讨气象运动对人体生理、病理的影响，气象与疾病发生之间的联系的一门科学，旨在昭示天人相应，人与自然的统一性，因而对预防疾病，治疗疾病，以及摄生等，均具有重要的指导意义。

《素问·天元纪大论》说："在天为风，在地为木；在天为热，在地为火；在天为湿，在地为土；在天为燥，在地为金；在天为寒，在地为水。故在天为气，在地成形，形气相感而化生万物矣。"五运六气之间是相互联系、密不可分的，五运六气的不断运行变化产生了万物。五运六气是中医整体观念的哲学基础，人与自然相统一，因此，人体生理病理变化与五运六气是密不可分的，两者都存在于自然界的变化过程中。

高士宗非常重视五运六气，认为医者必先明此，医道方近。其以天人相应之理，运用五运六气理论释经典、解药性、析病因，对后世产生了深远的影响。如《医学真传》所言，"五运六气实乃医学之根源，神农本之而著药性，黄帝本之而著《内经》，仲师本之而撰《伤寒》《金匮》"。兹举例如下：

（1）病之根本在于人体六气之变

在《医学真传》中，高士宗解释六气为"盖厥阴、少阴、太阴、少阳、阳明、太阳曰六气"。高士宗认为，六淫为"风、热、湿、火、燥、寒"，并言"天有之，人亦有之"。在高士宗看来，六淫与六气的区别是"居其内以通脏腑者，六气也；居其外以通于天者，六淫也"。高士宗认为，"六淫"是正常的"风、热、湿、火、燥、寒"，又如何导致疾病呢？他从五运六气的角度论述了其中奥妙：三阴三阳之六气，在下为标，下即内也；而风热湿火燥寒之六淫，在上为本，上即外也。六淫在上而在外，故曰外感。人之所病，其根本在于体内六气的变化，此时体内六气乃"六淫"。高士宗认为，疾病的发生，并不本于天之六淫，而本于人身之六淫。高士宗非常重视机体内在因素，认为外界"风、热、湿、火、燥、寒"之六淫并不会导致人体发生疾病，只有当机体本身"六气"不正常时，方会致病。此说与"正气存内，邪不可干"是一以贯之的。高士宗以张仲景《伤寒杂病论》的中风与伤寒为例，说明内因是疾病发生的根本原因。

（2）以六经气化理论释伤寒

自《伤寒杂病论》问世以来，历代医家各有发挥。张志聪首创六经气化之说，以五运六气、标本中气之理，来解释伤寒六经。他认为"学者当于大论中五运六气求之，伤寒大义思过半矣"。高士宗秉承师志，在补注《伤寒论集注》中，将运气学说广泛地运用于阐述疾病的发生发展及病情演变。《伤寒论集注》，运用五运六气之理解析《伤寒论》条文，颇有创意与发挥，并多合"以经论证""以证论证"，使观点更加鲜明，更合仲景本意。

以运气学说来阐释《伤寒论》六经病，在《伤寒论集注》很多条文注释中都有体现。例如，在《伤寒论集注》"伤寒论卷第一"篇中注释《伤寒论》条文"太阳之为病，脉浮，头项强痛而恶寒"中论曰："太阳为诸阳主气，有通体、分部之不同。通体太阳如天，主周身皮肤毫毛肌表，一似天之环绕于地外；分部太阳如日，主头项脊背尾闾血室，一似日之旋转于躔度。此首明太阳主通体之毫毛，而复有循经之分部也。太阳之为病脉浮，言太阳运行于周身之肤表，病通体之表阳，故其脉应之而浮也；头项者，太阳经脉所循之分部也。病在表而涉于分部，故强痛也。恶寒者，恶本气之寒也。盖太阳之上，寒气主之，以寒为本，以热为标故也。《天元纪大论》云：太阳之上，寒气主之，所谓本也。《六微旨大论》云：本之下，中之见也，见之下，气之标也，六气皆然。"此段注释首先阐述了天人一体的整体观念，继而引用《黄帝内经》经文阐发人体三阴三阳上合天之六气，说明"太阳合寒，太阳之上，寒气主之，寒气在上，而太阳在下"以及六气在上、在中、在下之本与标的关系，即"火燥寒风热湿六气在上，所谓本也。厥阴、少阴、太阴、少阳、阳明、太阳六气在中，是本之下而中有之见也。少阳、阳明、太阳、厥阴、少阴、太阴六气在下，是中之下而有气之标也。"以《黄帝内经》运气学说中六气标本中气的相互关系来阐释太阳病"恶寒"的机理，反映了自然界与人体的统一性，人体发病与自然界五运六气的变化是相统一的。笔者认为，这种观点比较符合仲景原意，对阐述《伤寒论》太阳病发病机理具有重要的意义。

又如，在《伤寒论集注》"伤寒论卷第二"篇中论述《伤寒论》第108条文："伤寒腹满谵语，寸口脉浮而紧，此肝乘脾也，名曰纵，刺期门"时，释为：合下两节言病气之在形脏而不涉六气之传变也。《平脉篇》曰："水行乘火，金行乘木，名曰纵"，谓乘所不胜于己者，放纵而自如也。"火行乘水，木行乘金，名曰横"，谓横行而侮其所胜己也。伤寒腹满，病在脾也。谵语者，脾是动病，上走于心，心气烦乱，故谵语也。《辨脉篇》曰："脉浮而紧者，名曰弦也。"以脾土之病证而见肝木之弦脉，此肝乘脾也，名曰纵，当刺肝之期门以泻肝经之热，盖邪留于有形之脏腑者，当以经取之也。愚按：伤寒六篇皆病在六气，而不涉于经脉之有形，即"太阳之为病，脉浮""少阴之为病，脉微细"；乃病气而论通体之脉，非病之在于脉也，故学者当于六气中求之。此段论述，高士宗引用仲景《平脉篇》与《辨脉篇》中相关经文"以证论证"，并借用成无己的观点阐发五行之间的乘侮关系，指出伤寒"腹满谵语，脾胃疾也"，更以运气学说的病气论合《辨脉篇》中的相关内容解释"寸口脉浮而紧"的机理，说明此乃肝脏之主脉，是木形成土也，故当刺期门，以泻肝经之实热。并指出"伤寒六篇皆病在六气"，当于"六气中求之"。

《伤寒论集注》一书，运用五运六气之理解析《伤寒论》条文，颇有创意与发挥，并多合"以经论证""以证论证"，使观点更加鲜明，更合仲景本意。当然，"六经气化"释伤寒，以六气解析六经，完全地认为《伤寒论》的六经理论是源于《黄帝内经》的五运六气学说，不可避免的有脱离临床实践的弊端，然而，诚如陈修园在《伤寒论浅注》"凡例"中所云："阐发五运六气、阴阳交会之理，恰与仲景自序撰用《素问》《九卷》《阴阳大论》之旨吻合，余最佩服"，研读《伤寒论》，五运六气学说有着举足轻重的地位。《伤寒论集注》所创立的"六经气化"释伤寒无疑具有重要的历史意义。

（3）以五运六气之理释药性

《本草崇原》以五运六气理论解释药性，以求《神农本草经》药物性用之本。兹以《本草崇原》中所论丹参，阐明其"药气理论"之特色。

丹参，载于《神农本草经》中品。《本草崇原》曰："丹参、玄参，皆气味苦寒，而得少阴之气化。但玄参色黑，禀少阴寒水之精，而上通于天；丹参色赤，禀少阴君火之气，而下交于地，上下相交，则中土自和。故玄参下交于上，而治腹中寒热积聚；丹参上交于下，而治心腹邪气，寒热积聚。君火之气下交，则土温而水不泛溢，故治肠鸣幽幽如走水。破癥除瘕者，治寒热之积聚也。"

此段文字，取类比象并结合五运六气理论，比较了丹参、玄参在功效上的差异。丹参、玄参因色之不同，五运六气所主亦因之而异，功效自当有殊。丹参因色赤属心，所以禀少阴君火之气，心火下行，交通上下，故治心腹邪气，寒热积聚；心火下行则能使土温而制水，故治"肠鸣幽幽如走水"。玄参色黑入肾，故禀少阴寒水之精，上行治寒热积聚。《本草崇原》以性味推论药物归经所属，又参五色以别药之殊异。此所谓"土温"，是从五行生克的角度而言，并不是丹参本身具有温补中焦的作用。丹参色赤味苦清心，而兼有交通上下、通利血脉的作用。血水本是一体，故云"土温而水不泛溢，故治肠鸣幽幽如走水"。

夫天地万物合于人身，本为一体，知天之五运六气，明植物五运六气归属，进以察病之五运六气，道即不远矣。《本草崇原》运用五运六气学说，解释《神农本草经》中药物的性味功效，创立"药气理论"，以求与《神农本草经》本义吻合，并将之运用于临床，堪为神农之功臣。

2. 重视人身之阳气并崇尚温补

综观《黄帝内经素问直解》《伤寒论集注》《本草崇原》《医学真传》四部著作，可以发现高士宗非常重视人身之阳气。其重阳思想与明清之时温补学派的兴起有关。高士宗从事医学活动的年代，正是温病学说鼎盛之际，医者滥用寒凉祛邪之法，致部分寒证因服用寒凉药物而加重病情，或患者长期服用苦寒药物损伤人体阳气。针对此时弊，高士宗赞同并继承和发展了温补学派的学术思想，非常重视人体阳气。此外，高士宗的崇阳思想实源于《黄帝内经》。高士宗生平精研《黄帝内经》，对《黄帝内经》理论烂熟于胸。《素问·生气通天论》云："阳气者若天与日，失其所则折寿而不彰，故天运当以日光明。"又云："凡阴阳之要，阳密乃固。"《素问·生气通天论》主要讨论了人体的阳气的重要性，言"阳气者，若天与日"。高士宗非常赞同"生气通天论"的观点，认为人身阳气若失其所，不能周于通体而循行于经脉，则短折其寿，不彰著于人世。其中观点旨在阐明阴阳之要侧重于阳。高士宗云："人身阳气，如天如日。盖运行通体之阳气，若天旋转。经脉之阳气，若日也。通体之气，经脉之气，各有其所，若失其所，则运行者，不周于通体，施转者，不循于经脉，故短折其寿而不彰著于人世矣。""天气清净，明德惟藏。故天之默运于上也，当以日光明。是故人身之阳气，因之而上。阳因而上，其体如天；卫外者也，其体如日，此阳气之若天与日也。"人之阳气，如天如日。

高士宗认为，要保持机体"阴中有阳""阳中有阴"，方不易病。后世滋阴不顾其阳，补阳者不顾其阴，皆谓其法本于《黄帝内经》，实乃违背《黄帝内经》之旨。

《素问·调经论》云："阴阳匀平，以充其形，九候若一，命曰平人。"指出人身气血必须调和，阴阳匀平，才不生病。而阴阳失去这种"匀平"，百病由生。那么，"阴平阳秘"的"匀平"状态又因何而被打破了呢？《素问补遗·刺法论篇》明确提出"正气存内，邪不可干，避其毒气，天牝从来，复得其往，气出于脑，即不邪干……"高士宗对此段注云："天牝即玄牝，人身真元之气也。天牝从来，从鼻息而下丹田，得其从来，复得其往，合五藏元真之气……盖邪之所至，其气必虚，真气内存，发见于外，则邪不能入。"《素问补遗·本病论》云："黄帝曰：人气不足，天气如虚，人神失守，神光不聚，邪鬼干人，致有暴亡，可得闻乎？岐伯曰：人之五藏，一藏不足，又会天虚，感邪之至也。"高士宗云："藏不足，一虚也。天虚，二虚也。感邪，三虚也。有如下文所云也。"从上段论述可以看出，《黄帝内经》强调正气在疾病发生中的重要性。并指出如果人气不足，精神不振，神明不聚，天气又不正常，病邪才能伤人。正气充足则不发病，正气衰少则病生。若无"感邪"，是否就不会发生疾病呢？《素问·疏五过论》明确指出"凡未诊病者，必问尝贵后贱，虽不中邪，病从内生，名曰脱营。尝富后贫，名曰失精"，"虽不中邪，精神内伤，身必败亡"。此段经文指出，虽然没有感受外邪，亦可发生"脱营""败亡"。《灵枢·百病始生》云："风雨寒热，不得虚邪，不能独伤人。卒然逢疾风暴雨而不病者，盖无虚，故邪不能独伤人。"如果机体正气充足，即便感受"风雨寒热""疾风暴雨"，亦可不病。综上，关于疾病的发生，《黄帝内经》强调正气的重要性。而云"治病必求于本"，这就启示医者临证当注意调护人体正气，这种重视机体正气的思想与上文所述及的温阳思想，是一以贯之的。

同时，高士宗亦继承了侣山堂医派诸位医家的温补思想。侣山堂医派注重人体正气，潜移默化地影响着高士宗学术思想偏于温补崇阳。高士宗认为，不讲仲景之学，滥用寒凉驱邪是当时的主要流弊。为匡其正，他晚年在侣山堂书院中坚持讲学，并致力于弘扬其崇阳温补的学术观点，《医学真传》即是其力主崇阳温补的集中体现。《医学真传》在人体生理、病机、辨证、诊断、治疗、用药等方面，均强调人体阳气的重要性。具体有以下特点。

《医学真传》重视阳气的观点，首先体现在高士宗对气血、水火、阴阳等的认识。如认为气为主，血为辅，气为重，血为轻，血不足可以渐生，若气不立即死矣。又认为水火之中，火尤重要。如人阴血暴脱，阳气尤存，不致殒命；如阳气一脱，阴血虽充，难延旦夕。都是在阐明气火真阳的重要生理意义。且看《医学真传》阴阳一节，高士宗云："盖阳主气而阴主血，如人阴血暴脱，阳气犹存，不致殒命；如阳气一脱，阴血虽充，难延旦夕。苟能于阴阳之中，而知阳重于阴，则遇病施治，自有生机。"高士宗认为"阳重于阴"，人身之"阳"起着至关重要的作用，有阳则生，无阳则死。《素问·阴阳应象大论》云："水为阴，火为阳"，又云："水火者阴阳之征兆也"。作为阴阳征兆的水、火，高士宗认为"火尤重焉"，他认为：阴不能生人，必借火之阳而后生，水必借火而后可饮，谷必借火而后可食。阳热之气，能生万物。观此阴阳水火之理，不难看出高士宗重阳轻阴的医学观点。

气血是构成人体的最基本物质，气属阳，主煦之。血属阴，主濡之。气为血帅、血为气母，二者相辅相成，共同承担着营养人体、维持人体生命活动的作用。人身之气与血，高士宗首重"气"，他认为"气为主，血为辅，气为重，血为轻，故血不足可以渐生，若气不立即死矣"。尽管高士宗对气如此看重，认为气是一身之主，气亡人亡。然其对血亦不忽视，认为"人周身毛窍……皆有血也……皮毛而外，肺气主之；皮毛之内，肝血主之"。又说"血气二者，乃医学之大纲，学者不可不察"。高士宗虽重人身之气，亦强调血对机体不可或缺的作用，认为血和气是医学之大纲。

在疾病诊断方面，《医学真传》辨舌苔，认为外感病苔色变化多属阳虚有寒。若舌苔白滑是三焦火热为寒所侵，舌苔淡黄或微黄是中土虚，苔灰或褐如酱板为中土寒也，舌苔紫或深紫或黑属虚寒，舌苔紫色光亮是久病火衰，舌苔淡白光亮是荣血脱失。高士宗认为，这些因"君火之不足"而出现的各种舌苔，如不知救其君火，却进以寒凉，则君火愈亏，未有不毙。

高士宗对伤寒舌苔的体会，完全是他丰富临床经验的结晶，不是空泛之论。诚如他自己所说："余之辨舌，不合方书，观者未必能信，如能不弃余言，则杀人亦差少耳。"

在治则治法方面，高士宗痛斥时医治疗暑证时，畏热药而喜寒凉，于夏月之时，悉用寒凉之药治疗暑证。高士宗详细阐明暑之本原，"暑亦为寒"，指出"夏月之病，当温补者十之七八，宜凉泻者十之二三"，且谆谆告诫曰"人当暑月之中，须知兼杂虚寒之证，不可恣意凉散"，虽言之未免太过，读者当识其大旨，勿以辞害意可耳。

在治疗用药方面，高士宗指出临证处方用药不可偏于寒凉，在治疗用药上倡导温补，认为不可泥用沉寒之剂。如喘之一证，虽有实喘、半虚半实喘、虚喘之分，后之二者，"寒凉之药，在所禁也"。又有冷风哮喘，是火虚土弱，土弱金虚，致中焦生痰上逆所致。而虚喘者，其本在肾，其末在肺，是水天之气不能交接所致。当用人参、茯苓、黄芪、白术补土生肺，更以细辛、五味子、肉桂、附子以补肾固本。

在具体病证的治疗上，高士宗论血证用药时，亦力斥寒凉之弊。如吐血一证，当"按经论治"，如"骤用清凉泻火以止血，不但血不能止，必增咳嗽之病矣"。又如衄血，高士宗指出，当"察衄之冷热"，如"阳明经脉虚寒"或"禀质素弱"者罹患衄血证，衄大出不止，"内则耗其精血，外则劳其形体"，是"阳明阳气失职"，必用人参、附子以补气摄血，助阳救阴。如不明寒热，不察阴阳，而投以凉血滋阴药，其衄当甚。再如便血证，"治法总宜温补，不宜凉泻。温暖则血循经脉，补益则气能统血"。高士宗关于吐血、衄血、便血之论，提出当分别寒热阴阳，对于属寒属虚者，禁用寒凉，当宜温补。这种温补思想在当时盛行寒凉之风的医坛中，可谓是足音跫然。

综上,《医学真传》重视人体阳气,强调正气虚弱是发病的根本原因,而关乎生命的阴阳、气血、水火,则首重阳、火、气。《医学真传》一书中所体现的崇尚温补的学术观点与其从事医学活动年代息息相关。当时,寒凉清泄的广泛运用,一定程度地影响着寒病的治疗。高士宗认识到不明《黄帝内经》之旨,不讲仲景之学,滥用寒凉祛邪是当时的主要流弊。为匡其正,《医学真传》自始至终贯穿了崇阳重温的学术思想。高士宗的这种崇阳思想,虽然不免过于偏颇,如只重阳不重阴、重火不重水,忽视了阴阳二者的协调性,然这种思想却在一定程度上纠正了当时寒凉之风。

《医学真传》中的崇阳思想处处可见,笔者将其编为歌诀以概括之,云:六淫外感源正虚,七情内伤损五脏,三焦孤腑真气居,正气存内邪不干。阴阳气血与水火,独重身之阳气火。望诊先瞧面与舌,脉证虚实当分别。临证认真探本源,头痛当辨虚与实,阳虚头痛法温阳。咳嗽不能独治肺,三焦脏腑仔细察。内风补气更养血,半产漏下急温补。小儿寒凉尤当禁,不要药者常命安。寒热虚实仔细辨,虚寒之证禁寒凉。诸疾多因正气亏,正盛邪气自消亡。

3. 著作撰著认真严谨,用之临床多有效验

(1)以切身之实践注释本草,以求实之精神启迪后人

《本草崇原》对《神农本草经》各种药物药性及临证用药等进行了独具见解地阐发,同时亦不忘启发医者不可盲目沿袭前人经验,而当以自己的切身实践加以考察验证,最终得出正确药物运用规律,其释文对今之临床用药颇有启迪意义。现举例如下以示之。

①芍药

《本草崇原》论曰:"芍药气味苦平,后人妄改圣经,而曰微酸。元明诸家相沿为酸寒收敛之品,凡里虚下利者,多用之以收敛,夫性功可以强

辩，气味不可讹传，试将芍药咀嚼，酸味何在？又谓：新产妇人忌用芍药，恐酸敛耳。夫《神农本草经》主治邪气腹痛，且除血痹寒热，破坚积疝瘕，则新产恶露未尽正宜用之。若里虚下利，反不当用也。又谓：白芍、赤芍各为一种，白补赤泻，白收赤散，白寒赤温，白入气分，赤入血分，不知芍药花开赤白，其类总一。李时珍曰：根之赤白，随花之色也。卢子由曰：根之赤白，从花之赤白也，白根固白，而赤根亦白，切片，以火酒润之，覆盖过宿，白根转白，赤根转赤矣。今药肆中一种赤芍药，不如何物草根，儿医、疡医多用之。此习焉而不察，为害殊甚。愚观天下之医，不察《本经》，不辨物性，因讹传讹，固结不解，咸为习俗所误，宁不悲哉。"《本草崇原》遵从《神农本草经》所论之芍药气味苦平之说。感叹后人妄加修改圣经称芍药气味微酸，并各相沿用。志聪亲身尝试，"将药咀嚼"，并无酸味，以亲身之体验论证芍药味酸乃是以讹传讹，违背经旨。且从临床实践中论述了芍药新产妇人忌用之说当辨证来看，即"里虚下利"禁用，而"恶露未尽"可以使用。同时又指出时人药店中所售一种赤根芍药，儿医、疡医都在使用，诚不知何物？当慎之！此乃沿袭了前人讹说而不加以考察验证所致，不可不谨慎处理。《本草崇原》作者敢于疑古，以实践出真知，指出药物以讹传讹之害。

②沙参

载于《神农本草经》上品。高士宗论曰："《神农本草经》人参味甘，沙参味苦，性皆微寒。后人改人参微温，沙参味甘，不知人参味甘，甘中稍苦，故曰微寒。沙参全寒，苦中带甘，故曰微寒。先圣立言自有深意，后人不思体会而审察之，擅改圣经，误人最甚。"此处高士宗警示医者当认真体会和审察《神农本草经》中本草药性，避免以讹传讹之害。

③乌喙

《神农本草经》无，乃《名医别录》附药。《本草崇原》论曰，乌喙，"今时名草乌"，"草乌之毒甚于川乌，盖川乌由人力种莳，当时则采。草乌乃野生地上，多历岁月，故其气力尤为勇悍。犹之芋子，人植者无毒可啖，野生者有毒不可啖，其理一也。又，川乌先经盐淹杀其烈性，寄至远方，为日稍久，故其毒少减。草乌未经淹制，或兼现取宜，其毒之较甚也。卢不远曰：人病有四痹风痿厥。草乌力唯宜痹风。阳行有四，曰升降出入。草乌力唯从升出，但阳喜独行而专操杀业。如刚愎人所当避忌。采乌头捣汁煎之，名曰射罔。猎人以付箭镞射鸟兽，中者立死，中人亦立死。《日华本草》云：人中射罔毒，以甘草、蓝汁、小豆叶、浮萍、冷水、荠苨皆可解，用一味御之"。《本草崇原》在本论中指出乌喙即草乌也。因生长环境、采摘、炮制等不同，草乌和川乌在毒性及功效上具有明显差异，使用时当因人而异。草乌毒性较烈，医者当严格掌握其解毒知识。

④防风

《本草崇原》论曰："防风始出沙苑川泽及邯郸、琅琊、上蔡，皆属中州之地。春初发嫩芽，红紫色，三月茎叶俱青，五月开细白花，六月结实黑色，九月、十月采根，色黄空通。防风茎、叶、花、实，兼备五色，其味甘，其质黄，其臭香，禀土运之专精，治周身之风证。盖土气厚，则风可屏，故名防风。风淫于头，则大风头眩痛。申明大风者，乃恶风之风邪，眩痛不已，必至目盲无所见，而防风能治之。又，风邪行于周身，甚至骨节疼痛，而防风亦能治之，久服则土气盛，故轻身。元人王好古曰：病头痛、肢节痛、一身尽痛，非羌活不能除，乃却乱反正之主君药也。李东垣曰：防风治一身尽痛，随所引而至，乃卒伍卑贱之职也。"高士宗认为："《神农本草经》以上品为君，羌活、防风皆列上品，俱散风治病，何以贵贱迥别若是。后人发明药性，多有如此谬妄之论，虽曰无关治法，学人遵而信之，陋习何由得洗乎。"此段论述，对羌活、防风两药何者为贵进行了辨析，指出医者阅读各种本草书籍，当去伪存真，不可盲目偏信。

⑤大黄

《本草崇原》论曰："大黄味苦气寒，色黄臭香，乃肃清中土之剂也。其性走而不守，主下瘀血血闭。气血不和，则为寒为热，瘀血行而寒热亦除矣。不但下瘀血血闭，且破癥瘕积聚，留饮宿食。夫留饮宿食，在于肠胃，癥瘕积聚，陈垢不清，故又曰：荡涤肠胃，推陈致新。夫肠胃和，则水谷通利，陈垢去，则化食调中，故又曰：通利水谷，调中化食也。《玉机真脏论》云：五脏者，皆禀气于胃。胃者，五脏之本也。胃气安则五脏亦安，故又曰：安和五脏。"高士宗注云："大黄抑阳养阴，有安和五脏之功，故无毒，而《神农本草经》名曰黄良。但行泄大迅，下瘀破积，故别名将军，而列于下品。西北之人，土气敦厚，阳气伏藏，重用大黄，能养阴而不破泄。东南之人，土气虚浮，阳气外泄，稍用大黄，即伤脾胃，此五方五土之有不同也。又，总察四方之人，凡禀气厚实，积热留中，大黄能养阴，而推陈致新，用之可也。若素禀虚寒，虽据证，当用大黄，亦宜量其人而酌减，此因禀质之有不同也。至伤寒阳明篇中，三承气汤，皆用大黄。大承气、调胃承气与芒硝同用，所以承在上之火热而调其肠胃，使之下泄也。小承气但用大黄，不用芒硝，所以行肠胃之燥结也。燥结行而阴阳上下内外皆和。今人不知伤寒精义，初起但发散而消食，次则平胃而挨磨，终则用大黄以攻下，不察肌表经脉之浅深，不明升降出入之妙义。胸膈不舒，便谓有食，按之稍痛，更云有食。外热不除，必绝其谷，肠虚不便，必下其粪，处方用药，必至大黄而后已。夫禀质敦厚，或感冒不深，虽遭毒害，不即殒躯，当一二日而愈者，必至旬日，当旬日而愈者，必至月余。

身愈之后，医得居功。若正气稍虚，或病邪猖獗，亦以此医治之，此医但知此法，鲜不至死。噫，医所以寄死生，可以盲瞽不明者，而察秋毫之末乎。不思结纲，但知羡鱼，耻也。旁门管窥，居之不疑，耻更甚焉。"《本草崇原》中，此段对大黄的论述很好地体现了高士宗对求真务实、辨证论治思想的把握，诚医者学习的楷模。大黄者，将军也，统帅之意，喻统帅得宜，辨证用药正确，虽大黄亦如珍宝。忽思袁枚诗："药可通神信不诬，将军竟救白云夫。医无成见心才活，病到垂危胆亦粗。岂有酖人羊叔子，欣逢圣手谢夷吾。全家感谢回生力，料理花间酒百壶。"呜呼，用药如用兵，大黄一药，能活人，亦能杀人。医者如能辨证准确，用药严谨，病在疑似勿乱投，病机相应放胆用，将军之名信不诬矣！

⑥附子

载于《神农本草经》下品。《本草崇原》论曰："凡人火气内衰，阳气外驰，急用炮熟附子助火之原，使神机上行而不下殒，环行而不外脱，治之于微，奏功颇易。奈世医不明医理，不识病机，必至脉脱厥冷，神去魄存，方谓宜用附子。夫附子治病者也，何能治命？甚至终身行医，而终身视附子为蛇蝎。每告人曰：附子不可服，服之必发狂，而九窍流血；服之必发火，而痈毒顿生；服之必内烂五脏，今年服之，明年毒发。嗟嗟！以若医而遇附子之证，何以治之。肯后利轻名而自谢不及乎？肯自居庸浅而荐贤以补救乎？必至今日药之，明日药之，神气已变，然后覆之，斯时虽有仙丹，莫之能救。贤者于此，或具热衷，不忍立而视其死，间投附子以救之，投之而效，功也。投之不效，亦非后人之过。前医唯恐后医奏功，祇幸其死，死后推过，谓其死，由饮附子而死。噫，若医而有良心者乎，医不通经旨，牛马而襟裾，医云乎哉。如用附子，本身有一两余者，方为有力。侧子分两须除去之，土人欲增分两，用木杵将侧子敲平于上，故连侧子重一两五六钱者，方好。土人又恐南方得种，生时以戎盐腌之，然后入杯敲平。是附子本无咸味，而以盐腌之，故咸也。制附子之法，以刀削去皮脐，剖作四块，切片，用滚水连泡二次，去盐味、毒味，晒半燥，于铜器内炒熟用之。盖上古司岁备物，火气司岁，则备温热之药。《经》曰：司岁备物，专精者也。非司岁备物，气散者也。后世不能如上古之预备，故有附子火炮之说。近世皆以童便煮之，乃因讹传讹，习焉不知其非耳。”《本草崇原》批判了时医不通经旨，不明药性，视附子为虎狼之药，不敢轻易用之，即或用之，又不敢放胆用附子，使药不胜病，更有不明药物炮制方法使药效若失。只知误投附子会丧命，不明附子亦能起沉疴，而附子证者终究不愈，不死于病而死于医，诚可悲哉。

⑦款冬花

《本草崇原》论曰：“款冬气味辛温，从阴出阳，主治肺气虚寒之咳喘，若肺火燔灼，肺气焦满者，不可用。《济生方》中，用百合、款冬二味为丸，名百花丸。治痰嗽带血，服之有愈有不愈者。寒嗽相宜，火嗽不宜也。卢子由曰：款冬《本经》主治咳逆上气，善喘喉痹，因形寒饮冷，秋伤于湿者，宜之。如火热刑金，或肺气焦满，恐益销烁矣。”高士宗引用《济生方》百花丸的临床经验及卢子由的阐述，论述款冬花性味辛温，用于治疗虚寒咳喘，却不适用于肺热灼肺、肺气焦满之咳喘，诚为肺腑之言。

⑧龟甲

《本草崇原》论曰：“龟凡江湖间皆有之，近取湖州、江州、交州者为上。甲白而厚，其色分明，入药最良。有出于水中者，有出于山中者，入药宜用水龟。古时上下甲皆用，至日华子只用下板，而后人从之。陶弘景曰：入药宜生龟炙用。日华子曰：腹下曾灼十通者，名败龟板，入药良。吴球曰：先贤用败龟板补阴，借其气也。今人用钻过及煮过者，性气不存矣。唯灵山诸谷，因风堕自败者最佳。田池自败者次之。人打坏者又次之。愚谓：龟通灵神而多寿，若自死者，病龟也。灼过者，灵性已过。唯生龟板炙用为佳。"对于龟甲所用部位及如何炮制，虽众医家意见各异，但高士宗还是根据自己对药物的分析认为陶弘景所云为正确之语，即生龟板炙用药效最佳。

⑨蜀漆

《本草崇原》论曰："蜀漆能通金水之气，以救火逆，又能启太阳之阳，以接助其亡阳，亦从阴出阳之药也……李时珍曰：常山、蜀漆有劫痰截疟之功，须在发散表邪，及提出阳分之后，用之得宜，神效立见。用失其法，真气必伤。愚谓：疟乃伏邪，有留于脏腑募原之间，而为三阴疟者；有藏于肾脏，而为先热后寒之温疟者；有气藏于心，而为但热不寒之瘅疟者。常山主通少阴太阳之气，从阴出阳，自内而外，则邪随气出，所谓有故无殒。若邪已提出阳分。而反用攻利之剂，岂不妄伤正气乎。李蕲阳数十年苦心始成《纲目》，而其间发明议论，有与经旨不合者，长于纂集，而少于参究故也。"此处关于蜀漆使用的时间问题，高士宗提出了与李时珍不同的观点，李时珍认为蜀漆当在发散表邪后使用，可神效立见；而高士宗指出，根据有故无殒的原理，应在邪气未出之前使用，使邪气根据蜀漆"从阴出阳，自内而外"的特性随之而出，可谓临证经验丰富，见解独到。启示医者掌握药之功效当以临床为依归。

⑩白前根

《神农本草经》中无记载，梁·陶弘景在《名医别录》首载。《本草崇原》借以阐发。白前根"主治胸胁逆气，咳嗽上气，呼吸欲绝。陶弘景曰：白前出近道，根似细辛而大，色白，不柔易折。苏恭曰：苗高尺许，其叶似柳，或似芫花，根长于细辛，白色生洲渚沙碛之上，不生近道，俗名石蓝，又名嗽药。马志曰：根似白薇、牛膝辈。陈嘉谟曰：似牛膝粗长坚直，折之易断者，白前也。似牛膝细短柔软，折之不断者，白薇也。近道俱有，形色颇同，以此别之，大致差误。寇宗奭曰：白前能保定肺气，治嗽多用，以温药相佐使尤佳。李时珍曰：白前色白而味微辛甘，手太阴药也。长于降气，肺气壅实而有痰者宜之。若虚而长哽气者，不可用。张仲景治咳而脉浮者，泽漆汤中亦用之。"高士宗论述白前根的功用，首先引用诸家之言，将白前及与其相近的细辛、白薇、牛膝进行了区别，根据先圣张仲景、寇宗奭、李时珍等的经验，总结出白前乃治肺要药。

《本草崇原》一书多处论及用药当谨慎细致，对执医者正确辨证选药、正确处方用药无疑是个很好的借鉴，对临床具有重要的指导意义。

（2）《黄帝内经素问直解》注释经文，指导临证魅力无穷

《黄帝内经》来源于古代先民们的生活医疗实践，阐述种种医学理论和临证治疗原则，指导着医学实践的发展。从《黄帝内经》以降两千多年的中医学发展史中可以看到，尽管中医在理论与临床技术等各个方面都有了弥足的发展，但究其理论渊源，无不以《黄帝内经》为理论基础。可见，"凡欲为大医，必须谙《素问》……"（《备急千金要方》）。

高士宗一生十分重视对中医学经典理论的探讨，《黄帝内经素问直解》即是一篇申明《黄帝内经》医学理论的专著。然《黄帝内经素问直解》之至理，是为临证之应用。如何以《黄帝内经》理论指导临床进行辨证论治是每一位医家尤为重视的问题。高士宗在侣山堂书院的学习氛围下，集教学、临床、著述于一体，其注释《黄帝内经素问直解》是以临床实践回归理论的杰作。如《素问·至真要大论》中的"病机十九条"，示人以病机论之规矩。高士宗对此篇经文注释非常精当，切于临证。其注释"谨守病机，各司其属，有者求之，无者求之，盛者则之，虚者则之，必先五胜，疏其血气，令其调达，而致和平"一段云："以明审察之法也……故《大要》曰：谨守病机，各司其属。有属形藏之有形者，当求之而得其真；有属气化之无形者，亦当求之而得其真。有余而盛者，不得其平，故当责之。不及而虚者，不得其平，亦当责之。必先之五行之胜。若胜，则当疏其血气，令其调达，而致和平。即此有无求之，盛虚责之之谓也。"又曰："调气之方，必别阴阳，定其中外，各守其乡。内者内治，外者外治，微者调之，其次平之，盛者夺之，汗之下之。寒热温凉，衰之以属，随其攸利，谨道如法，万举万全，气血平正，长有天命。"高士宗释此经文时，云："以药治病，乃调气之方，故必别其在阴在阳。定其在中在外，各守其所在之乡，而内者治内，外者治外。正气微者调补之。其次平定之。邪气盛者辟夺之，或汗之，或下之，或寒热温凉，衰之以属。逆治从治，各随其所利而行之。谨道如法，万举万全，使气血中正和平，而长有其天命矣。"这些至精至当的注释，是高士宗丰富临床经验的切身之言，对临证有着很好的指导意义。

高士宗结合临证注释经文，其释意更符合经文原旨，用之临床，见效尤著。兹举两条经文以论证之。

①"诸寒之而热者取之阴，热之而寒者取之阳。所谓求其属也"

关于《素问·至真要大论》中"诸寒之而热者取之阴，热之而寒者取之阳。所谓求其属也"一段经文，后世流传最广的解释当为王冰之注，王冰注云："言益火之源，以消阴翳，壮水之主，以制阳光，故曰求其属也。"此注被后世中医临床医家奉为至理真言，成为治疗阴虚、阳虚证的根本理论指导思想。高士宗注释《素问》，详参古代文献，却细为考校。其在凡例中对王冰之注持肯定态度，云"惟王太仆……注释，俱属全文"，但对其中经文注释之以讹传讹者逐一确参订正。如本条经文，虽然历代先贤均高度肯定王冰之注，如明代张景岳在《类经》中其云："诸寒之而热者，谓以苦寒治热而热反增，非火之有余，乃真阴之不足也。阴不足则阳有余而为热，故当取之于阴，谓不宜治火也。只补阴以配其阳，则阴气复而热自退矣。热之而寒者，谓以辛热治寒而寒反甚，非寒之有余，乃真阳之不足也。阳不足则阴有余而为寒，故当取之于阳，谓不宜攻寒也，但补水中之火，则阳气复而寒自消也。故启玄子注曰：益火之源，以消阴翳；壮水之主，以制阳光。又曰：脏腑之原，有寒热温凉之主。取心者不必齐以热，取肾者不必齐以寒。但益心之阳，寒亦通行，强肾之阴，热之犹可。故或治热以热，治寒以寒，万举万全，孰知其意？此王冰之心得也。然求其所谓益与壮者，即温阳养气，填补真阴也。求其所谓源与主者，即所谓求其属也。属者根本之谓，水火之本，则皆在命门之中耳。"景岳肯定王冰之说，并将王冰注释进一步发挥为命门之真阴、真阳。高士宗却一反王冰之注，抓住"以寒为本""以热为本"，更注为"诸寒之而热者，以寒为本，故取之阴，当以热药治之。诸热之而寒者，以热为本，故取之阳，当以寒药治之。夫寒之而热，治之以热；热之而寒，治之以寒，所谓求其属以治之也"。高士宗认为寒之而热，是真寒假热，阴盛格阳，热之而寒，是真热假寒，阳盛格阴，两者当为反治之法，即"热因热用，寒因寒用"。关于此解，于天星认为高士宗注释很有见解，似更符合经文，可供研究。1978年中国中医科学院研究生班编写的《黄帝内经素问注评》中云：对于"诸寒之而热者取之阴，热之而寒者取之阳。所谓求其属也"经文的解释，过去不少人根据王冰"益火之源，以消阴翳，壮水之主，以制阳光"的注释理解为：凡是用寒药治热证，而仍热的，应当补其阴，用热药治寒证而仍寒的，应当补其阳，认为这就是所谓求其属的方法。但把前后文连贯起来看，这样理解，与《黄帝内经》原意则未能尽合。因为壮水制阳，治用甘寒咸寒，仍不出以寒治热的范畴；益火消阴，治用甘温助阳，尚不脱以热治寒的法则。然本节经文的实际意义是指用寒药治热证，其热不愈，乃为阴盛，当用温热药，以热治热，用热药治寒证，其寒不愈，乃为阳盛，当用清热法，以寒治寒，均属反治的方法。高士宗重视整体联系的方法参研《黄帝内经》，一针见血地指出此经文的原意。

笔者赞同《黄帝内经素问注评》的观点。所谓"求其属"，分析"寒""热"性质所属之本。《素问》一书的内容极为丰富，而整体统一恒动观是《黄帝内经》理论核心。《黄帝内经》认为宇宙是无限的，是由物质构成，物质在不断运动变化，各种不断运动变化的物质把整个自然界（包括人体在内）联系成为一个统一的整体。这就要求医者在研习《黄帝内经》原文时以整体观、联系观为指导原则。而不能只看到局部，只分析一条条文，而应该结合《黄帝内经》前后文整体理解。该条文前一段为："帝曰：论言治寒以热，治热以寒，而方士不能废绳墨而更其道也。有病热者寒之而热，有病寒者热之而寒，二者皆在，新病复起，奈何治？""治寒以热，治热以寒"乃经文《至真要大论》中所谓之"正治"，而方士不懂得"更其道"，即不明白"反治""以热治热，以寒治寒"也。"病热者"，乃机体出现热的症状，"寒之而热"，用寒药仍然发热，说明此发热，乃前文所说之"真寒假热"也，用了寒凉，热症不除，反而使"真寒"加重，"新病复起"。治当"求其属"而"取之阴"，即是取其病之根本在于阴盛，以热药治疗。"病寒者"，乃机体出现寒的症状，"热之而寒"，用热药仍然发冷，说明此发冷，乃前文所说之"真热假寒"也，用了温热，寒症不除，反而使"真热"加重，"新病复起"。治当"求其属"而"取之阳"，即是取其病之根本在于阳盛，以寒药治疗。所以经文又进一步指出，"服寒反热，服热反寒，其何故也？岐伯曰：治其旺气，是以反也。"高士宗指出此条文"乃承上文（诸寒之而热者取之阴，热之而寒者取之阳。所谓求其属也）之意而复问也。服寒治热，而反热；服热治寒，而反寒。新病复起，其故何也？春温夏热秋清冬寒，四时之旺气也。旺气当顺致，若寒治热，以热治寒，治其旺气，是以反热反寒也"。其实，《素问》经文已经给出我们"诸寒之而热者""热之而寒者"的答案，即"旺气"也。既然"旺气"，孰是谁非自明矣。

当然，王冰之注虽脱离了经文本意，然其此种解释却歪打正着的对后世阴虚、阳虚病机理论的发展奠定了理论基础，也是值得后人学习借鉴的。

关于"诸寒之而热者取之阴，热之而寒者取之阳"，经文深意对临证具有重要指导价值。其实早在汉代医圣张仲景即以此条文为指导创制了诸多名方，如少阴病阴盛格阳以白通汤治之。少阴病，下利，乃纯阴寒之证，如见面色赤之格阳，当用四逆汤治之。若兼有面色赤者，首先当明晓此面赤非热而是真寒假热，治当"求其属"而"取之阴"，以大温大热之四逆汤治疗，同时用葱白易甘草之缓，急通其被格之阳。而白通加猪胆汁汤又加咸寒苦降之猪胆汁、人尿引阳药入阴，使热不致被阴寒所格拒，而治疗阴盛戴阳证。

"真寒假热"当"取之阴"验案赏析：别驾沈石山夫人，产三日而腹不宽畅，大泻五六次，遂发热恶心。又用温胆汤止吐，小柴胡退热，服四日，吐与热不止，粒米不进。又用八珍汤加童便，服后昏愦，耳聋眼合，口渴肠鸣，眼胞及手足背皆虚浮。因邀孙诊，六脉皆数，时五月初二日也。东宿曰：脉书云，数脉所主，其邪为热，其正为虚。以十全大补汤加炮姜进之。夜半稍清爽，进粥一盂，始开目言语。次日以多言语，复昏昧。又以参、术各三钱，炮姜、茯苓、陈皮各一钱，甘草五分煎服。体微汗，遍身痱痤，热退而神爽。下午药不接，且动怒，昏昧复如前，六脉散乱无伦，状如解索，痱痤没而虚极矣。亟以参、术各五钱，炙草、炮姜、附子各一钱，连进二帖，是夜熟寝，唯呼吸之息尚促。初六日脉又数，下午发热不退，环跳穴边发一毒如碗大，红肿微痛。前医者遂归咎姜、附，拟用寒凉解毒药。孙曰：此乃胃中虚火游行无制，大虚之证，非毒也。《内经》云：壮者气行则愈，怯者着而成病，唯大补庶可万全。用寒凉速其死矣。乃煎附子理中汤进之，日夕两帖，参、术皆用七钱。服后瘫痪复出，毒散无踪，热亦退矣。再以参苓白术散调理而全安。皆由产后误下，致变百出，可不畏哉（《古今医案按》）！

笔者认为，产后误下发热，庸医但知"数脉为阳热可知"，却不知真假之辨，不知数脉亦分"愈数愈热""愈虚愈数""愈寒愈数"，怎可一见数脉，臆断为热，妄投寒凉？且诊病当整体审查、四诊合参，不可执持脉诊。上医临证圆通活变，知此产妇之发热的"旺气"乃大虚与大寒，以参、术益气补益产后之虚，合四逆汤急救真寒之本，而后以调理脾胃之剂收工。可知，寒热之治断无一定之法，当"求其属"而治之。

"真热假寒"当"取之阴"验案赏析：易思兰治瑞州一妇，产后半月余，胃中有清水作逆而吐。以为胃寒，煎姜椒汤饮之。初觉相宜，至三五日，清水愈多，口气渐冷，四肢发逆，腹中冷气难堪，有时战栗。以四物汤加人参、炮姜，初服少安，久则不应。易诊之，六脉俱无。以三指按至尺后，脉来实数有力，左右皆同。发言壮厉，一气可说四五句，唇焦颊赤，大便五六日一次，小便赤少。此实热症也。询之，其俗产后食胡椒炒鸡为补，此妇日食三次，半月后遂得疾，蓄热明矣。其口冷吐水发厥者，热极似水耳。战栗者，热入血室，热盛生风也。用三黄汤连投之，六脉俱现，清水渐减，姜椒汤不欲食矣。服四日，口中热气上升，口舌发黄小粟疮，大便八日不通，以四苓合凉膈散空心一服，至午不动。又以甘草煎汤，调元明粉五钱，热服一时许，腹中微鸣，吐出酸水一二碗，大便连去二次。

仍以四苓散、三黄、山栀、枳壳调理，一月全愈。大凡诊脉，遇极大极微者，最宜斟酌。如极大而无力，须防阳气浮散于外；如极微之脉，久久寻而得之于指，稍稍加力，按之至骨愈坚牢者，不可认作虚寒。今此证六部皆无脉，尺后则实数有力，所谓伏匿脉也。阳匿于下，亢之极矣，岂可泥于产后禁用寒凉者（《古今医案按》）？

笔者认为，产后虚寒证多，然实热证亦不少见。此案患者"胃中清水""口气冷""四肢发逆""腹中冷气难堪""六脉俱无"等一片寒凉之象。然智者察真，"大凡诊脉，遇极大极微者，最宜斟酌"，此患者虚寒之象尽显，前医杂投热药不愈，即经文所云"热之而寒者"，当求其"旺气"所在。"今此证尺后则实数有力"，"旺气"乃"阳热实证"，治当"取之阳"，方以四苓合凉膈散、元明粉、山栀、枳壳等，一月病愈。

上述两则病案，一则发热，一则畏寒，寒之而热，热之而寒，何也？细品高士宗《黄帝内经素问直解》对经文"诸寒之而热者取之阴，热之而寒者取之阳。所谓求其属也"注释，或可悟其一二。

②"因于气，为肿，四维相代，阳气乃竭"

"因于气，为肿，四维相代，阳气乃竭"出自《素问·生气通天论》。与上条经文相似，此句释文，历代医家亦颇有争议。关于"因于气，为肿"之解，张景岳云："卫气、营气、脏腑之气，皆气也。一有不调，皆能致病，因气为肿，气道不行也。"张景岳认为此"气"乃营卫脏腑之气。此"肿"，乃因诸气失调，气道不利致肿。马莳认为此"气"乃肝气，此肿乃因肝气郁滞乘克脾土所致。马莳云："因于气证所致者，凡怒则伤肝，肝气有余，来侮脾土，脾土不能制水，水气泛溢于四肢，而为肿胀之疾。"姚止庵认为此气指"阳气"，此"肿"，乃因阳气虚所致。姚止庵云："阳气盛，则四肢实而挥霍乱动，阳气虚，则手足浮肿，或手已而足，或足已而手，是相代也。"张志聪认为此"气"为外淫之邪，此"肿"乃因外邪伤于气所致。其云："此总结上文而言。因外淫之邪。有伤于气，则为肿矣。阴阳别论曰。结阳者肿四肢。盖阳气伤而不能运行。则荣血泣而为肿矣。"

高士宗认为，此"气"为风气。此肿是风邪侵袭四肢所致。高士宗注云："气，犹风也。《阴阳应象大论》云：阳之气，以天地之疾风名之。故不言风而言气。因于气为肿者，风淫末疾，四肢肿也。四维相代者，四肢行动不能，彼此借力而相代也。四肢者，诸阳之本，今四维相代，则阳气乃竭。此阳因而上，阳气竭，而不能卫外者也。"

高士宗之解异于诸位医家，将"气"释为"风"，颇有见地。近代名医秦伯未赞同高士宗的观点，他认为此段经文讲的是六气。六气在某一时期或某种程度上发生异常情况，便叫六淫，也就是所谓的邪气。秦伯未认为"因于气，为肿，四维相代，阳气乃竭"，是《内经》指出六淫发病的症状之以，"因于气"指风，四维指四肢，相代即偏废。

笔者亦赞同高士宗、秦伯未之说。我们仍以整体恒动观为指导，从《阴阳应象大论》整篇来前后参看此条文。篇中云："苍天之气，清净则志意治，顺之，则阳气固，虽有贼邪，弗能害也。此因时之序。故圣人抟精神，服天气而通神明，失之则内闭九窍，外壅肌肉，卫气散解，此谓自伤，气之削也。阳气者，若天与日，失其所，则折寿而不彰。故天运当以日光明，是故阳因而上，卫外者也。"此经文指出，天气通于人，顺之则阳气外固，虽有贼邪，弗能害也。人身阳气，如天如日。阳秘则体健。若阳失卫外，则会发生邪气侵袭人体的各种状况（即秦伯未先生所云之六淫），即"因于寒……""因于暑……""因于湿……""因于气，为肿，四维相代，阳气乃竭"。很明显，"因于气"之"气"，与"因于寒"之"寒"、"因于暑"之"暑"、"因于湿"之"湿"是并列对等的。《阴阳应象大论》后文中又有云

"冬伤于寒""夏伤于暑""秋伤于湿""春伤于风"之论。如此，以整体的、联系的观点前后文参看，可知，经文中"寒""暑""湿""气"均指机体感受外感之六淫。此条文中"气"指春之风邪，风邪侵袭机体，卫气因之失其卫外功能，发生"为肿"，"四维相代，阳气乃竭"等种种病症。综上，医家将"气"释为"营气、卫气、脏腑之气""肝气""阳气"等义，乍看来似可通，然前后文互参，纰漏自出。且不闻盲人摸象乎？实乃断章取义。《黄帝内经》条文意义深奥，当以整体恒动观贯穿始终，方能明其大义。

"四维相代"中"四维"之义，历代医家众说纷纭。王冰认为"四维"乃指"筋骨血肉"，其注云"筋骨血肉，互相代负，故云四维相代"。王冰之注显然是欠妥当的。即人身之气，一旦虚衰时，全身器官，均可互相代偿，以维生机，只有在代偿不能时，阳气才趋于衰竭。马莳、张志聪、高士宗、姚止庵、尤在径等认为"四维"者，四肢也。朱济公（张志聪弟子）将"四维"释为"四时"。全国高等中医院校教材《内经讲义》中"四维"作"四季"解。朱丹溪认为此句当为衍文，其在《格致余论》中云："论因于气，为肿。下文不序病证，盖是脱简。四维相代二句，与上文意不相属，亦衍文也。"

汉代刘安《淮南子·天文训》中有记载云："日冬至，日出东南维，入西南维；至春、秋分，日出东中，入西中。夏至，出东北维，入西北维，至则正南。""维"者，空间理论的基本概念。《广雅》云："维，隅也。"《诗·小雅》云："四方是维。"笔者认为，"四维"，在此条文中当作"周身"解。"代"者，作疾病划分的时期解，而"相代"是疾病迁延的过程。

且看医圣张仲景《金匮要略·水气病脉证并治第十四》中记载风水发病机理："浮则为风""洪则为气""气强则为水，难以俯仰。风气相击，身体洪肿，汗出乃愈"。风水乃因风邪袭表，与卫气相争于表所致。可见面部肿，迅及全身。仲圣指出，此风水当以汗解。并进一步指出，风水夹热，则"一身悉肿"；风水表卫气虚，则会出现"身重"。在水气病篇，仲景亦指出，"病者苦水，面目身体四肢皆肿""水病脉出者，死"。启示风水后期周身皆肿，如果脉现浮大无根，是阳气涣散，预后极差。笔者认为，仲景所立以上条文是撰用《素问·生气通天论》篇相关经文的。

再结合《素问·生气通天论》前后经文，仔细参究之，"因于气，为肿，四维相代，阳气乃竭"当如是句读："因于气，为肿四维，相代，阳气乃竭。"释义为：感受了风邪，风邪与卫气相搏，阻碍人体阳气，则发生风水，症见：头面肿，甚则出现周身肿（包括四肢）。病久不愈，将会损伤人体阳气，相代者，阳水（邪）与人体阳气（正）相互正负消长，正不胜邪，日久则阳气衰竭。

笔者认为，作为四大经典之首的《黄帝内经》，是中医学子必修之课，不仅要认真习读教科书，更要翻阅参究古代研究《黄帝内经》经典著作，以及医圣张仲景《伤寒论》《金匮要略》（因"其勤求古训，博采众方"，撰用《素问》《九卷》），如此相互参看着细致学习，方能窥其全貌，明其真义，把握《黄帝内经》精神实质所在。

金元时代医家张子和认为《内经》不仅是一部阐述中医学理论的著作，更是一部治病的法书。是中医学者必读的中医经典之一。《黄帝内经》蕴含着天人一体观、整体恒动观、五运六气观，重视人体正气作用，强调辨证论治。

《素问·气交变大论》云："夫道者，上知天文，下知地理，中知人事，可以长久。"《素问》蕴含着哲理、文理、医理等多学科内容。高士宗博学广识，细为考校《素问》十载，殚心竭虑研求《素问》内在精髓，释文理明而义达。高士宗重视临证，经验颇丰，其理论临证浑然一体，注释清晰而实用。其云"直解"，一则直解经文原旨，一则直解经文实践意义。因其重视校勘、力求完整，使得《素问》较为正确、全面地展现于世。因其笔风简洁、语言晓畅，使得《素问》后学者较易理解经文原意。因其注释钩玄探幽、多有创意，使得《黄帝内经素问直解》释文超越诸家之上。

高士宗注释《素问》，旁征博引、细为考校、经文与临证经验结合，注重整体化、系统化，以联系恒动的全局观对《素问》重新调整篇次，其注不落古人窠臼，且力求语言简洁晓畅。

理论来源于实践，又指导着实践。可以说，《黄帝内经素问直解》一书对《素问》的研究，不仅是承前启后的，更是学习《黄帝内经》、研究《黄帝内经》、临证疗疾必不可少的古籍之一。

高士宗

临证经验

　　高士宗秉承侣山堂书院学风，将著书讲学、诊病疗疾融于一体，既是医经注释之名家，亦堪称中医临床大家。虽然现存高士宗临床案例并不多，但从其对经典医籍独特的见解亦可管窥一二，而其讲学书稿《医学真传》中对疾病诊断的高见，以及所载病案足以启发后之学者。

一、四诊合参，尤重舌脉

　　高士宗临证诊病，以经典医籍为依归，四诊合参，辨证精当。他认为"其他《脉诀》之言，多属不经，不可为信。欲求诊脉之法者，考于《灵枢》，详于《素问》，更合本论《辨脉》《平脉》而会通之，则得其要矣"。同时，高士宗亦非常重视诊脉与其他诊法合参。如其云："又两手三部之脉，地脉也，可以指诊；面容之色，天脉也，用以目察。六气调和，五行不偏，自有正色，若面无正色，神气不扬，夭色外呈，其寿不久。"

（一）望诊尤重舌

　　高士宗在临床实践中非常重视望诊，而尤其重视辨舌，认为如能正确辨舌，则能探本澄源。高士宗云："余之辨舌，不合方书，观者未必能信。如能不弃余言，则杀人亦差少耳。"

　　《医学真传·辨舌》云："舌者心之窍。心，火也。舌红，火之正色也。上舍微胎，火之蕴蓄也，此为平人之舌色。若病则君火内虚，胃无谷神，舌色变而胎垢生。"由上可知，正常之舌是"舌红""微苔"。心者君主之官，心属火，开窍于舌。若心火内虚，不能腐熟水谷，胃气不能正常上蒸于舌，则成"胎垢"。对于时俗所谓"有食有苔"说，高士宗一针见血地指出其"非理也"。高士宗辩驳说："若谓胎因食生，则平人一日数餐，何无胎？若谓平人食而即消，病则停滞胎生，何初病一二日，舌上无胎，至三四日，谷食不入，舌反有胎？则有食有胎之说，可知其讹谬矣。"高士宗认为世俗所辨"三十六舌，张大繁言，毫无征验。世医不知此属伪言，临病施治，执以为信，非所以救之，适所以害之矣"。根据中医望舌法，高士宗指出：如常人之舌本无苔，若微有苔，不过隐隐微微、淡白淡黄之间。唯有三焦火热之气，为寒所侵，则舌上苔白而滑。若其身体发热且食欲不振，为中上二焦虚热相蒸，则舌上粘苔而垢。若苔色淡黄或微黄者，是中土虚。苔色灰褐色或酱板色者，是中土寒。舌上紫色者，是虚寒，或有瘀血。深紫色者，是大虚大寒。紫色光亮者，久病火衰，是土无生原。淡白光亮者，属久病阴虚，荣血内脱。苔色黑色者，为君火虚衰，水色上乘。

高士宗认为，舌质舌苔的变化，多因上、中、下三焦有热，或因寒侵，或为虚火，或中土虚寒，或为瘀血，或为阴虚荣血内脱，或为肾水上乘。常人君火光明，三焦畅达，胃气有余，饮食入腑，皆能借此君火化为营血，而无垢苔。舌之变化，多为虚寒之证，或虚实夹杂。舌之变化，其本源于"君火衰微"。其云："须知舌者火也，火得其色，乃为平人之舌。平人五火齐明，如天日光明，阴翳消除，何胎之有？惟伤寒大病，君火不明，致三焦相火，乘于君火之位，则舌色反常。"舌质舌苔即使呈现"火相"，其本仍是"君火之不足"。又云："夫相火之乘于君火也，非相火之有余，乃君火之不足。"而时医不解此理，投以寒凉之药，使"君火愈亏，相火并竭"。

关于"黑苔"，世人多认作"火极似水"，辨证处方，杂投清凉之品。高士宗云："火极似水，所谓物极必反也。既极而反，理应从治，不应对治，对治固宜清凉，从治则宜温热矣。"对于世俗皆"以虚为实，以寒为热"，高士宗指出，"尽是以讹传讹"。虽然舌色反常亦有实热之证，然舌色反常而实热者，十有二三，为三阳病；若舌色反常而伴有虚寒，十有七八，是三阴病。若舌色反常，上有红点，大如芥子，为虚热舌；舌色如常，上有红点，大如芥子，为实热舌。舌上苔黑而热极者，其苔高浮于上，不伤舌之本体，或黑或灰，此犀角、芩、连、石膏之证，乃百中之一耳。至大、小承气之证，舌上亦有燥黑者，然必出言壮厉，神气虽昏，而原本之神凝聚于内，承气下之而愈，亦百中之一耳。其有散黑而润，四边灰紫者，虚寒舌也。又有凝黑而枯，上如鳞甲者，大虚大寒舌也，并宜参、术、桂、附，大忌寒凉。若胃气已绝，满舌如茧，板硬而黄，或板硬而黑，如是之舌，百无一生。病变舌变，病者寒多热少，舌之变亦寒多热少也。

总之，高士宗治病必审舌苔察舌质：以舌辨寒热，以舌定虚实，以舌处方药，以舌察预后。高士宗临证之时，多见虚、寒之舌象，而热证极少。从高士宗舌诊理论，亦可窥其崇补救温的学术观点。

（二）切诊独重脉

高士宗遥承《黄帝内经》，在《医学真传》中专立"诊脉大法"篇，详细论述诊脉之道。他说："人身十二经脉，交通有道，循行有次，气统于先，血附于内，流行还转，昼夜不停。而医家诊脉，以左右两手分寸关尺三部，医以三指候之，以医之一呼一吸，候病者之脉，其脉应指而动，一动谓之一至。一呼一吸之间，其脉若四至以上，或五至以下，不数不迟，谓之平脉。若一呼一吸，其脉三至，或三至不足，则为迟脉。一呼一吸，其脉六至，或六至有余，则为数脉。"

高士宗指出，人身之脉是气血循行之道。诊脉当首分迟数。分迟数者，是识病之法，并非脉法。识脉者，当得其纲要。具体内容如下。

第一，辨脉之形象。脉有浮、沉、滑、涩、弦、紧、大、小、微、细、芤、革之分。具体分为：浮者，浮泛于上，轻指即得，如水漂木，故曰浮。沉者，沉伏于下，重指始得，如石下沉，故曰沉。滑则往来流利，如珠走盘而圆转。涩则往来艰涩，如刀刮竹而阻滞。弦如弓弦，按之不移也。紧如转索，按之劲急也。大乃脉体洪大，过于本位也。小乃脉体收敛，不及本位也。微者，虚微，似有似无也。细者，细小，如发如丝也。芤者，上有中无，如按葱管也。革者，外劲而坚，如按鼓皮也。高士宗认为，脉之形象不一，须于指下辨明，合证参考。

第二，**审察脉之胃气**。高士宗认为，诊脉尤当审其脉之圆缓，并辨脉之有无胃气。脉有胃气者，圆缓者，脉来应指，至数均调，三部同等也。胃气者，轻举应指，重按柔和也。若脉不圆缓，及无胃气，轻病必重，重病必死。无胃气之脉谓之"死脉"。高士宗对"死脉"进行了如下详细论述："方书有虾游、鱼翔、屋漏、雀啄、弹石诸说。虾游者，如虾之游。鱼翔者，如鱼之摆鳞。屋漏者，至不伦次，点滴稀疏。雀啄者，如雀啄物，急疾涣散。弹石者，坚硬牢实，如指弹石。虾游、鱼翔、屋漏，乃散漫不伦之脉也。雀啄、弹石，乃坚强不和之脉也。方书之言，摹拟亦似，此皆脉无胃气，应指无神也，见则必死。"

第三，**脉色合参**。高士宗认为，诊脉亦当参合脉色，即《黄帝内经》所谓"能合色脉，可以万全"也。他将"两手三部之脉"称为"地脉"，并云"地脉也，可以指诊"；将"面容之色"称为"天脉"，并云"天脉也，用以目察"。高士宗还指出，若"六气调和，五行不偏，自有正色。若面无正色，神气不扬，夭色外呈，其寿不久"。此高士宗望诊切诊参合者也。

第四，**论诊脉部位**。关于诊脉部位，高阳生《脉诀》言"左心小肠肝胆肾膀胱，右肺大肠脾胃包三焦"。但高士宗认为，"此一脏一腑相为配合，合《灵枢》之脉法也。而《素问》脉法，又以两手寸脉候上，关脉候中，尺脉候下"，两者有所不同。《素问》之脉法是两手寸脉候上，右寸候肺，左寸候心，而膻中、上焦，附于两寸；关脉候中，右关候脾，左关候肝，而鬲中、中焦、胃、大小肠，附于两关；尺脉候下，肾与膀胱也。此上以候上，中以候中，下以候下。而仲师《伤寒论·平脉篇》中的诊法，即"以三菽、六菽、九菽、十二菽之由轻而重，自举而按，以候五脏之气。故曰如三菽之重者，肺气也；如六菽之重者，心气也；如九菽之重者，脾气也；如十二菽之重者，肝气也；按之至骨者，肾气也"。这是以浮、中、沉诊五脏之气。高士宗认为，《伤寒论》之脉法是正确的。如果将《黄帝内经》《伤寒论》诸经论脉法烂熟于胸中，则"论病诊视，无往不宜矣"。诊脉之要，《灵枢》《素问》《辨脉》《平脉》中详载之，医者当融会贯通，得其纲要。

第五，论异常脉。①动脉：对诸脉之外的动脉，高士宗分析说："动脉有二：一则三部之脉，厥厥动摇，圆疾如豆也；一则头额喉旁，胸腹胫足跃跃而动，此经脉循行环转，于空隙之处微露其端，所谓流中溢外也。"②反关脉：三部无脉，移于外络，名为反关脉，医者不可不知。

第六，论脉当因人（男、女、幼儿）而异。高士宗认为，男子之脉、女子之脉、小儿之脉各有区别，医者不可不察。其云："脉分左右，左主血，右主气。男为阳，阳者气也，故男子之脉，宜于右旺；女为阴，阴者血也，故女子之脉，宜于左旺。男子右脉和平，虽困无害；女子左脉和平，虽困亦无害。盖五脏所居之位，男居于左者，女则居于右；男居于右者，女则居于左。《素问》云：男子左为逆，右为从；女子右为逆，左为从。所从不同，则两手左右所属脏腑亦当不同矣。"至于小儿之脉，除辨某病得某脉、脉之有神无神、有胃气无胃气外，更当知"小儿啼哭不驯，不能细诊，只以一二指按之，脉来四五至，亦为和平。若按之而似有似无，或急疾无神，兼之病剧，亦不能生。其视虎口而别以色，云小儿脉有六七至者，皆妄谈也。故诊小儿之脉，须知小儿呼吸急疾，约以急疾应之可耳！由此推之，无论大小男女，凡病内虚者脉弱为宜，洪大则忌；初病外感者，阳脉为宜，阴脉则忌"。此所谓诊脉当因人而施，男子、女子、小儿脉各有异。

第七，论脉之重要性。脉者，五脏六腑之大原，有脉则生，无脉则死。三部脉平，病虽剧亦生；三部不平，病虽轻亦危。

人之有病，当须求医。为医之人，首先当明诊病之总则，并以此处方用药。高士宗认为，医者，掌管人之生命。谆谆告诫为医之人，必须四诊合参，方为至当之举。如此，方不至于杀人于无形中。高士宗之语，一针见血地指出了临证诊病之不易，当苦学经旨，以明中医之本。

二、擅长内科，辨证精妙

高士宗精于临证，23 岁即开始独立门户，悬壶济世。其对于中医内科、儿科、妇人胎产疾患等均有独到的认识。现就《医学真传》中，高士宗有关内科、儿科、妇科疾病的部分诊治经验，简介如下。

（一）内科病证诊治

1. 痛证诊治

《素问·举痛论》云："经脉流行不止，环周不休，寒气入经则稽迟，泣而不行，客于脉外则血少，客于脉中则气不通，故卒然而痛。"《灵枢·终始》云："病痛者阴也。痛而以手按之不得者阴也。"《灵枢》认为，疾病如发生疼痛，是阴寒之邪凝聚所致，病属阴证。《黄帝内经》中论述痛证甚多，如头痛、胁痛、腹痛、腰痛、肩背痛、心胸痛等，虽然痛证病因甚多，但《黄帝内经》将寒、虚作为疼痛的主要病因。高士宗遥承其理论，在《医学真传》中，其论痛证有三：头痛、心腹痛、产后腹痛。在此三篇论述中，高士宗认为，疼痛之因乃源于阳气虚弱，温阳补虚是为大法。

（1）头痛诊治

头痛是临床中最常见的疾病之一，有从外得之，亦有从内得之。高士宗认为，头痛当首辨所属经络。认为头痛之证有三：太阳头痛、少阳头痛、厥阴头痛。经络所属不同，头痛性质亦千差万别。如寒痛为太阳经头痛，盖"太阳之脉，上额交巅络脑，而太阳之上，寒气主之"，是以"太阳头痛者，寒痛也"；火痛为少阳经头痛，盖"少阳之脉，上抵头角，而少阳之上，相火主之"，是以"少阳头痛者，火痛也"；风痛为厥阴经头痛，盖"厥阴之脉，上出额，与督脉会于巅，而厥阴之上，风气主之"，是以"厥阴头痛者，风痛也"。头痛亦当察其病势病性及阴阳所属。高士宗认为，头痛虽有寒、火、风三者之异，尤当观其微剧，察其阴阳。身有他病而兼头痛者，阴血虚而阳热盛者，痛微；独患头痛、其痛欲死者，或阳气虚而阴寒盛者，痛剧。

关于头痛的治疗方药，高士宗认为：风火头痛，有余则清散之，不足则滋补之。阴寒头痛，乃阴盛阳虚，即所谓阳虚头痛者，当用温补之法，非桂附参芪不能治之。同时，高士宗针对时医"遇头痛之证，便谓外受风寒，即与发散；发散不愈，渐加寒凉；非芎防荆羌，即芩连栀膏"的做法，予以严厉批判。其云："风火头痛遇此，不致丧身；若阳虚头痛而遇此，必致殒命矣。可不慎哉！"

高士宗谆谆告诫医者，头痛之证，不可概以风寒论治，如遇阳虚头痛，不可疏风止痛或清凉止痛，当从温补论治。其以"日沉于海"为喻，详细论述了阳虚头痛的机理。指出："阳虚头痛，纯属阴寒，阳几绝灭，病此者十无一生。所以然者，一如日不丽天，下沉于海，万方崩陷也。盖人与天地相合，天有日，人亦有日，君火之阳日也。地有四海，人亦有四海，头为髓海，胸为气海，胃为谷海，胞中为血海。在天之日，昼行于天，夜行于海；在人之日，既行于天，亦行于海。自头项至尾闾，如日之行于天也，自血海至髓海，如日之行于海也。今阳虚头痛，乃阴寒蔽日，逆于髓海，不能上巅为项，以行于背；反从阳入阴，以行于腹。是以头痛不已则心烦，心烦者阳光逆于气海也；心烦不已则呕吐，呕吐者阳光逆于谷海也；呕吐不已则神昏，神昏者，阳光逆于血海也。头痛至神昏，则入阴之尽，如日沉海底矣。在天则万方崩陷而大荒，在人则阳光绝灭而身死。"高士宗指出，阳虚头痛乃因人之阳气虚弱，致使阴寒上逆脑窍所致。逆于胸中则伴见心烦；逆于胃脘则伴见呕吐；逆于胞中则伴见神昏。而头痛如伴见神昏，则是阳虚阴盛之极，预后极差。俗医不明此理，倒行逆施，或认作肝风入脑，或认作外寒犯脑，妄投散风散寒之药，此"非所以治之，适所以害之"。高士宗告诫医者，当明阳虚头痛之顺与逆。盖得顺者生，得逆者亡；知调者利，不知调者害。

阳虚头痛一证，在《景岳全书·杂病谟》中即有记载："阳虚头痛，即气虚之属也。亦久病者有之，其证必戚戚悠悠，或羞明，或畏寒，或倦怠，或食饮不甘，脉必细微，头必沉沉，遇阴则痛，逢寒亦痛。"张景岳将阳虚头痛归属于气虚头痛。在《医学真传》中，高士宗对阳虚头痛进行了更为细致的论述，并指出阳虚头痛者，非温阳之桂枝、附子等不能治之。在明清温病学说盛行的时代，高士宗承前辈温补思想论治头痛，对临证具有重要指导意义。不仅高士宗所处年代遇头痛之药即妄投祛风止痛之药，当今之时医亦然。遇此阳虚头痛，治疗当以温阳为主，如若误投寒凉祛风之属，为害最烈，不可不知。

（2）心腹痛诊治

在《医学真传·心腹痛》中高士宗详细论述了诸种心腹痛。认为当明疼痛的部位，辨气血阴阳之不同而虚实异治，不能妄投行气消导之法。诸心腹痛辨治方药如下。

胸膈痛：病位在胸膈，心脉之上。病因是上焦失职。治法是开胸止痛。方药用薤白、瓜蒌仁、茜草、贝母、豆蔻等。

膺胸痛：病位在两乳之间。病因是肝血内虚，冲任气血失和。治法是调和气血。方药用当归、白芍、红花、银花、续断、木通等。

中脘痛：①中脘痛伴手不可近衣者，病因是寒凝于皮毛，积停于中脘，内外不和。治法是以灯草火灸中脘疼痛处十余点。寒结去，内外调和，痛自止。②中脘之下时痛时止者，病因是中土虚寒。治当温补中焦。

两胁下痛：病位在乳下两旁胸骨尽处。病因是少阳枢机不利，上下阴阳不和，多见于伤寒。治法是助其枢转，和其气血。

大腹痛：病位在太阴脾土。痛而缓者是脾土虚寒，痛兼内外而急者是脾络不通。治当补内枢外。治法从仲景，先与小建中汤，不瘥者与小柴胡汤。

脐周痛：病位在冲脉。病因是寒凝冲脉。治疗当用血分之药，以通肌达表。禁忌使用理气之药，虚其已亏之气血。

脐下痛：病位在少阴肾、太阳膀胱。病因是阴寒凝结。治法是少阴水脏虚寒者与太阳膀胱水腑虚寒者，均当用肉桂、附子以温通之。

少腹痛：病位在足厥阴肝。病因有虚有实。实者，治宜疏通肝气，虚者当补益之。

季胁痛：病位在肝、胆。病因是肝气虚。

从高士宗所论诸心腹疼痛中可以看出，高士宗认为疼痛多是寒证，或伴气机不利，或伴脾胃冲任气血虚寒。治法当以温补通络为主，审其部位，调其气血阴阳，不可概以行气消导。

高士宗在其《医学真传·心腹痛》中云："夫通则不痛，理也。但通之之法各有不同，调气以和血，调血以和气，通也；下逆者使之上行，中结者使之旁达，亦通也；虚者助之使通，寒者温之使通，无非通之之法也，若必以下泄为通，则妄矣。"高士宗所论，具有重要临证意义。常被作为虚痛是由"不通"引起的主要依据。高士宗在继承古人经验的基础上，结合临床实际，深入探讨各种疼痛的病理变化，对于因虚引起的疼痛，尤加重视，认为当以温补论治。指导各种虚性疼痛的治疗。

痛证，有虚者，有实者，有虚实夹杂者，临证之时当认真寻求病因，探明病理，辨其虚实，实者通之，虚者补之，不可概以理气止痛之法。元代王好古在《此事难知·痛随利减》篇中指出"诸痛为实""痛在表者实也，痛在里者实也，痛在血气者亦实也"。这种不通则痛的观点在临证中影响深远，时至今日，凡见痛证，医师不辨病由，即投以西医止痛药，痛少能愈。如见妇人痛经，动辄投以芬必得、扶他林等，至下月经行，其痛如常。却不知"经行腹痛，证有虚实"（《景岳全书·妇人规》）。医者不闻痛之虚实，病者服用止痛药乐此不疲。痛安能止？

高士宗论治痛证，重视辨别阴阳，虚性疼痛治以温补，对后世医家影响深远。高士宗后，又有陈修园氏著《时方妙用》，内载："虚痛即悸痛，脉虚细少或短涩，心下悸，喜按，得食少愈，二便清利，宜归脾汤加石菖蒲一钱……"指出虚痛当以归脾汤温补气血。国医大师何任先生诊治痛证，云"在临床实践中，当辨痛证的部位，不能单治其痛，必同时治其因"，与高士宗论述诸虚性疼痛之意，实有异曲同工之妙。

从阴从阳，是辨证治病之权衡，临证之根本手眼。疼痛一证，有实证，更有虚证。诚如"不荣而痛"。《医学真传》中痛证思想实可窥岐黄之根砥，以彰中医辨证之奥妙。

2.咳嗽诊治

《素问·咳论》有云："五脏六腑皆令人咳，非独肺也。"咳嗽之疾，多种病患均可引起。高士宗认为咳嗽病因最繁，医治尤难。诚如谚语所云："诸病易治，咳嗽难医。"以其病由不止于肺，尤当察其本源，不能概从肺病论治投以止咳之品。在《医学真传·咳嗽》篇中，高士宗从咳嗽病因、三焦脏腑所属、婴儿咳嗽、治疗禁忌等分别进行了详细论述。

（1）上焦咳

外感居多。多为伤风初起，寒凝上焦，咽喉不利所致。此咳必伴有喉痒。上焦咳有寒与热之分。寒者喉痒饮热少苏，热者则因火热之气上冲。法当和其上焦，或驱寒，或清热。外感伤风咳嗽，使用清散之药亦有不效者，为何？高士宗指出，此乃虚体感受外邪，"最忌寒凉发散"，不可不慎。更有"冬时肾气不足，水不生木，致肝气内虚，洞涕不收，鼻窍不利"，亦为虚伤风，亦忌发散。外感咳嗽，有实证，更有虚实夹杂者，治疗大法不同，医者当细心领会其中规矩，方可以为世之良医。

（2）中焦咳

中焦咳者，原因大致有二：一者，多由中焦津液内虚所致。症见胸中作痒，痒则为咳。高士宗认为此中焦之痒咳属于上中二焦俱受邪。法当和其中焦。其还认为上焦咳、中焦咳者，均有喉痒之证，与外感有关，而中焦咳则外感兼有内伤（中焦津液内虚）。当以和法为主。二者，又有中焦咳独属虚证也。此咳必伴见喘。盖手太阴属肺金，天也。足太阴属脾土，地也。在运气则土生金，在脏腑则地天交。今脾土内虚，土不胜水，致痰涎上涌，地气不升，天气不降，而为咳，咳必兼喘。此即经所谓土不生金也，当以培土生金为大法。

（3）气上冲而咳

如若咳嗽伴见气上冲，高士宗认为，此为肝肾之虚所致。①肾咳：肾为水脏，合膀胱水腑，随太阳之气，出皮毛以合肺，肺者天也，水天一气，运行不息。今肾脏内虚，不能合水腑而行皮毛，则肾气从中土以上冲，上冲则咳。高士宗认为肾咳者，乃因肾脏内虚，膀胱气化失权，气逆中土所致。②肝咳：肝藏血，而冲任血海之血，由肝所主。若肝脏内虚，不合冲、任之血，出于肤腠，则肝气从心包以上冲，上冲则咳。高士宗认为肝咳者，因肝脏内虚，不能充养冲任，气逆于心包所致。

（4）吐血而咳

吐血后咳嗽，高士宗认为其属虚劳咳嗽。盖吐血则足厥阴肝脏、手厥阴心包皆伤，心包之虚火上克肺金而咳。此咳属于心包。且因吐血后气血皆伤，日则咳嗽，甚则日夜皆热，日夜皆咳。因阴阳并竭，血气皆亏，宜服滋阴之药，服温补之药伤阴，故不宜也，高士宗又进一步指出，吐血而咳者，预后极差，其云"如是之咳，百无一生"。

（5）痰饮之咳

高士宗认为此咳即肠胃之咳。盖胃为水谷海，气属阳明，足阳明主胃，手阳明主大肠。阳明之上，燥气治之，其气下行，今阳明之气不从下行，或过于燥而火炎，或失其燥而停饮，咳出黄痰，胃燥热也，痰饮内积，胃虚寒也。此咳治宜消痰、散饮。高士宗进一步指出，肠胃之咳"咳虽不愈，不即殒躯"，预后较好。医者当辨明其本源于肠胃，如不知咳嗽之源，而但以清肺、消痰、疏风、利气为治，适害也已！

（6）连咳不已

咳嗽之时，若一气连呛二三十声，少者十数声，呛则头倾胸曲，甚者手足拘挛，痰从口出，涕泣相随，从膺胸而下应于少腹。谓之顿呛。高士宗指出，顿呛者，大人患此，如同哮喘，小儿患此，谓之时行顿呛。此因毛窍受寒，致胞血凝涩，其血不能澹渗于皮毛络脉之间，气不煦而血不濡润脉络所致。顿呛有不服药而自愈者，盖周身八万四千毛窍，太阳膀胱之气应之，以合于肺。毛窍之内，即有络脉之血，胞中血海之血应之，以合于肝。至一月，则胞中之血一周环复，故一月可愈；若一月不愈，必至两月。不与之药，亦不丧身。高士宗指出顿呛者，可以不必服药，但临证小儿如患顿呛，最忌讳者，莫过于"频频服药"，而"医者但治其气，不治其血，但理其肺，不理其肝，顿呛未已，又增他病"，或"寒凉过多而呕吐不食，或攻下过多而腹满泄泄，或表散过多而浮肿喘急，不应死而死者不可胜计"。高士宗指出，小儿顿呛，应时时注意理肝和胃，最忌寒凉攻下、发表散寒。婴儿顿呛初起，治当散肺脏寒邪，调和肺脏血脉。以川芎疏散寒邪，香附、归、芍理气调肝，红花和血通络，并随证加减，若伴内寒呕吐者，加干姜、吴萸以温肺散寒；肺脾气虚者，加黄芪、白术、人参、茯苓以益气固表健脾。医者如能辨证加减，方为上医；如不问病原，妄投散寒、清肺、化痰，庸医也，为害最烈。

综上，咳嗽大略，高士宗从外感、内伤论治，从上焦、中焦论治，从脏、从腑论治，更分别小儿、大人之不同。如能领悟，治之无有不愈。

3. 中风诊治

《医学真传》认为"中风"之证，当"明辨病位，首重脏腑"。高士宗指出："方书俱以中风弁首，谓风为百病之长，善行数变。其中方治最多，有真中风、类中风之区别。"又云："孰知其不然也。"盖"风者，厥阴之本气也，在天为风，在地为木，在脏为肝。人身肝血内虚，木不条达。外不充于经络，内不荣于脏腑，则血虚生风，而有中络、中经、中脏、中腑之不同，实皆中风病也"。高士宗认为，素体气血亏虚，脏腑阴阳失调，是中风发病的基础。可见高士宗之中风论，从根本上有别于"外风"论者。

中风为病，当区别在脏在腑，并测预后吉凶。《金匮要略·中风历节病》篇言风之为病，当半身不遂，或但臂不遂，邪在于络，肌肤不仁；邪在于经，即重不胜。高士宗认为，此言风中于络，或中于经，伤有形之经络而为病，中之浅，病之轻者也。如若"中风历节，则伤肾主之骨、肝主之筋，疼痛如掣。此言风伤有形之筋骨而为病，中之深，病之重也"。高士宗在研习张仲景之说时，已认识到"正虚邪中"是张仲景中风立论之本，其病有浅深轻重之不同。其云："邪入于腑，即不识人；邪入于脏，舌即难言，口吐涎。此不伤有形之筋骨，而伤无形之真气，中腑中脏，皆必死矣。但中脏者立死，虽延三五日，犹立死也；中腑者，腑与脏表里雌雄相应，或半月，或一月，腑气不外通于经而内逆于脏，亦死矣。经云：连脏则死，连经则生。"由是观之，高士宗已认识到，中风为病，病情有轻重缓急之别，轻者仅限于血脉经络，重者常波及有关脏腑。中经络者一般无神志改变而病轻，中脏腑者，常有神志不清而病重。尤其是卒中昏迷，预后极差。

中风为病，在经者，当"强筋壮骨，补血补气"。张仲景根据"络脉空虚，贼邪不泻"，提出祛风散寒、化痰清热、补益气血等治疗大法，代表方为侯氏黑散，唐宋之前医家多遵之。《备急千金要方》《外台秘要》以小续命汤为代表方，金元时多宗河间大秦艽汤治疗风邪初中经络，明代张景岳提出"以培补元气为主"。高士宗根据经云：连脏则死，连经则生，指出"不入脏而连经者，所用之药，总宜强筋壮骨，补血补气，如芪、术、熟地、归、芍、参、苓、附、桂等"。由于所处历史条件以及个人经验等原因，高士宗还不能将中脏腑根据正邪情况进行闭证和脱证的区分，但他提出的强筋壮骨、补益气血的治则，和目前中风中经络以及恢复期的治疗大法是相通的。而高士宗中风治以"内风""类中"立论，已从根本上有别于唐宋以前的医家，治疗上明确提出"祛风消散，清凉豁痰在所禁也"。

综上所述，高士宗论治中风，立足于"内风""类中"之说，临证尤当明辨中风经络、脏腑之不同，贯彻补益气血的治疗大法。

（二）儿科病证诊治

1. 抱病之儿少服药

"人禀天地阴阳之气以生，父母精血之形以成，甫离胞胎，腑脏之形未充，阴阳之气已立，此形此气，赖乳为先。"高士宗认为，初生婴儿虽脏腑之形未充，然阴阳之气已立。故婴儿如"间有小疾，多属本气不和，不宜安投以药，即药亦当调其本气。若概以发散消痰清热之药投之，非惟无益，反害之矣"。指出婴儿如春之幼芽，与自然一理，可自然成长；若病，常可不药而愈。

小儿初生下地，不能言语，俗谓"哑科"，更有痘、麻诸疾。世医遂将大人、小儿分科异治。高士宗认为"轩岐论医，言人身经脉循行之道，血气交会之理，上下内外，升降出入，原无分于长幼"，且"婴儿之病，轻者什九，重者什一，惟藉名医，知脏腑之原，识阴阳之本，按经投治"即可。无奈"数千年来，正道无传，方技蜂起，不知经脉血气如何升降，如何出入。原本未明，遂谓大人、小儿当分科异治。治既分，则方科寻究方书，儿科秘传歌括，昧昧昏昏，毒流天下，遇病辄曰点乳勿与"。高士宗哀叹曰："今既绝其乳，复以消散之剂投之，病至轻者，间亦自愈；若气血有乖而身热，脾胃内虚而生痰者，遇此断不能愈矣。其至痰益生则消益峻，热愈炽则凉愈投，至死不变，犹谓如是以治而病不愈，无如何矣。"盖"婴儿者，犹物之初生萌芽也，肠细胃小，藉有形之乳食，养无形之气机，毋容绝也。即曰乳食太过，乍有壅滞，须知一周不食，胃亦空矣，一剂消食，滞已行矣。平人饮食入胃，传化无停，一日数餐，次日皆传道而出；至饲乳小儿，则随食随消，传化尤速。若绝养胃之乳，复投以戕胃之药，施于无病之儿亦病，况已病乎！"婴儿之疾，轻多重少。生长发育较迅，为病易趋好转，当顺其自然之性，不必断其乳，病多可自愈。若绝其乳食，又妄投消散之剂，胃气必败。世人不知此理，疑惑"小儿外感风寒，内停乳食，身发寒热，胸膈气满，发散消磨且不愈，奚可食哉？"高士宗在《医学真传·婴儿》中一语道破其中玄机："风寒原非外感，饮食本不内停，但古先圣贤未经明言，世何以知！盖人之一身，有三阴五脏之气，三阳六腑之气，合十二经脉，气血流行。外则从肌达表，遍行周身，以御外侮；内则由脏至腑，气归于胃，以消饮食。如曰外感，则富贵之儿，褓之裸之，不出户庭，何以多感？贫贱之儿，受风受寒，不避外邪，何以少感？受而不病，则无外感，不受而病，实从内生矣。如曰内停，则无病之时，频频食乳，何不停食？既病之后，日日不乳，何以停食？若云初因停食而病，至今未消。试问：人之胃腑何如者也？食停于胃，如此不消，则胃之真气已绝，尚何容医？盖在上脘者，名曰宿食，入于胃中，即便腐化。若上脘不清，则点水必恶，见食如仇。何以抱病之儿，渴欲求饮，见食朵颐？"高士宗对时俗所谓停食之说、外感之说进行了严厉地批驳。诚然，高士宗关于小儿无外感、无停食之说不免偏显绝对。在某种情况下，高士宗针对小儿生长迅速之生理特点，指出小儿病愈较快，不必过于服药之说，对当今婴儿为病滥用抗生素，使用过多药物之流弊，实有启迪之益。二者，西医无视人体胃气，不明气血从食而生，见食如仇，动辄"禁食"之说，或逆于自然，是否当重新审视乎？

2. 小儿痘疹之诊治

关于儿科痘疹，《医学真传》亦有详细论述。高士宗认为痘之根源起于肾，由胞胎中伏逆之肾火所致。痘之出入，有逆有顺，循行于心包络而出者为顺，不从心包之络而出者为逆。盖心包主脉主血，遍行周身。随心包血脉而出，其毒从阴出阳，由下而上，冲击心包，从心包而走经脉，化血以成浆，从经脉而出皮肤，则续出而不骤，则出之有渐，化血为脓，故为顺证。同时指出，顺证当伴惊搐，是肾毒从下上冲心包所致。顺证者，毒能外发，故痘虽稠密，亦必收功。如若痘毒不能从心包之脉道外出，却随三焦之气以走于肌腠，从肌腠而出皮肤，是逆险之证。盖"三焦主气，气者阳气也"。从三焦气分而出，则出之无渐，不能化血为脓，必至肉肿而痘不肿，气至而血不随，根窠不敛，界限不分，或扁大空仓，或碎杂紫艳，或阴寒灰白，如是种种，皆为逆象。逆证者，必伴不能饮食，盖"三焦者，水谷之道路"，"毒走三焦，则三焦病而不能为胃外之燔，自不能进食"。

高士宗在《医学真传》中，不仅对小儿痘疾进行深刻剖析，对小儿疹疾的论述亦发人深省。高士宗认为疹之根源乃因寒凝血脉。盖肺主人身通体毫毛之气，肝主毫毛腠理内外之血。若皮肤感寒，则血先凝涩，继欲流通，正邪相争则见发热咳嗽，肌肤发疹（或稀少，或稠密。极稀少者，不过数点，以及数十点；极稠密者，则周身头面，无有空隙）。高士宗认为，儿疹若发于皮肤肌腠之间，如未行治疗，寒凝之血亦有于发热咳嗽后，自当涌出者。若不能即出，是气虚不振所致，虚为本，当以和其肌表、扶其正气为治疗大法。和其肌表者，红花、当归、川芎、荆芥、柴胡、羌活之属，助其气虚者，以桂枝、黄芪、白术、当归、芍药、茯苓、甘草之属。俗医不知此理，见有数点疹子，即投以苏、麻、前、杏、芩、连、石膏诸攻发之品致使疹不能出，而经脉表里徒受其亏，变现身大热、喘急生，而轻病转重、重者致死。

高士宗认为，儿疹治之关键在于明其出疹之理，调其经络，和其荣卫。

虚者补之，寒者温之。自然热退身安而疹退。其禁忌者，攻发也。无奈愚者蒙昧不明，"见有数点，即行攻发"，而"转攻转剧，愈发愈危。必致真藏虚败而死，真可痛耳"。医者当洞其根源，活其要法，自然百无一死。而疹痘之疾致小儿夭折者甚众，死于病者多，死于医者亦多。其后有谢玉琼先生朝夕探索各家名论，深克其奥，参以己验，辑成《麻科活人全书》。该书全面而系统地论述了小儿麻疹病因病机，辨证治疗等，其中并将《医学真传》中小儿痘、疹之真理录之于内，翻览此书，高士宗之至理亦可管窥一二。

3. 儿科验案举隅

《医学真传》中，高士宗记载了翔实的儿科验案。今举数例介绍如下。

病案 1

己巳春，长男甫六岁，次男甫三岁，于元旦次日，俱发热见疹。余初不知疹之根源，以为婴儿生下时，口含恶血，开声咽下，其后发为疹毒，治疹自当攻发，即用清凉透发之剂服之。次朝，略增十余点，究不畅达，心甚惶惑。长男七月而生，先天怯薄。问其胸膈宽否何如？答曰：饥甚。又问：口味燥苦何如？答曰：淡甚。因知其虚，即投芪、术、苓、甘、桂枝、红花一二剂。次朝疹发遍身，热稍退，而神情犹烦躁，夜发热，频咳嗽，至一月方安。盖因见点之初，过服表剂，虚其经脉故也。次男尚幼，未省人事，不能致问。上冬患肺风痰喘证，诸药不效，服麻杏桂枝石膏汤一剂而痊。谓其禀质略强，不与长男同，其疹不透，必寒凝毒甚，因与苏、麻、前、杏、黄芩、石膏药，红点不增；又与紫苏、葱、姜、芫荽等，熏之熨之，疹总不出。乃与同道诸公商之，俱云舍透发并无别法。至五日而口吐蛔虫，儿医曰：此热极虫生，余有牛黄散，可与服之。牛黄散，即大黄末也。一服痰喘止而神气稍平，自是此儿遂无言矣。计无可施，复针百会穴，开其喑门，服西黄分许，及诸单方。观其形证，实不能生。友人张卫生来望，因曰：此大虚大寒证也，今既无言，又不能食，恐无济矣。然心犹不忍，勉投参、附，含药而亡。因自叹曰：此庸医现身食报，天理当然，自身行医，何尤乎人！因悔昔日所见之皆非，益信治病求本之不谬。次日，有同居甥汪姓者，伊子出瘄，已经三日，见余际悲伤，不邀诊视，自用前、杏、麻黄、石膏药一二剂，疹出二十余点，不能再增，心胸烦闷，不得已而告余，乞余诊视。余曰：若再攻发，即如吾子矣。急与芪、术、芎、归、桂、苓、红花等，服一剂而热退身安。余自此始悟疹之根源，凡治疹，但调其气血，和其经络，寒凉攻发，概置之不用，所以屡治而屡效也。

按语：从高士宗诊治长男、次男疹疾始末，可知见疹治以发散。时医之法，"俱云舍透发并无别法"。高士宗洞本求源，悟长男素体虚弱，改用补法，而疹退体安。无奈前车之鉴，不能用心领悟，次子发疹，妄认为次子体质强当治以寒凉，终至阳气伤而身亡。始悟治病求本之不谬，高士宗以西河之痛方明儿疹之病原，治疹之真谛。后凡治疹，调其气血，和其经络，而无用寒凉攻发，屡治屡效。

病案 2

次年春，友人吴题仙之子，甫二岁，出瘄，延儿医马圣则兄诊治之，攻发不透，神情恍惚，喘急不宁。又延余诊视，余往昃宅，圣兄先至，余视之知其虚也，因告主人曰：若但发瘄，瘄断不出，必至身命不保。主人曰：为之奈何？余曰：唯有温补药一剂，益其脏腑，安其肠胃，助其气血，方可。圣兄曰：吾治四朝，不能透发，悉听尊裁。余即与芪、术、姜、桂、归、芍、苓、甘、银花、红花诸味，一剂而安。次日仍用原方加人参一钱。此后并不服药，连服独参汤，数日，霍然矣。

按语：见疹即投以寒凉攻发之品，若如当时大法。然前车之鉴，知调气和血之奥义。益其脏腑，安其肠胃，助其气血，以温补之药，而愈险疾。高士宗针对当时寒凉之风盛行，时医滥用寒凉，力主温补，以温补之方活人，其辨证思路独辟蹊径，于此可见一斑。

病案3

夏姓耀如之子出瘄，其颜色紫黯，神气不宁。余曰：此证大凶，治须得法。连看二次，皆用温散药。次早，其家人来告曰：口吐蛔虫，另有药否？余曰：昨药二剂，俱服否耶？曰：尚存一剂。因与附子八分，令入药内煎服。自此遂无音耗。越三载，至其家，见其子长大。余因问曰：昔年出瘄吐蛔，何由得愈？其家答曰：服先生之药后，因无力相延，仗天覆庇，得以渐愈。余默叹曰：因死吾子，得生他人，治疹之法，可无憾矣。余因附载斯册，虽不能见信于儿医，而正道阐明，实有裨于儿科治疹之根源，而为有子出瘄者，所当致慎也夫！

按语： 疹出色紫黯，大凶之证，急当助阳，或可回生。后因家贫，无力服药，却亦渐愈。可知若病听其自然，不加妄治，百无一死。无药胜于有药也！

（三）胎产病证诊治

高士宗在《医学真传》中，专论胎产病证。其言"胎产乃妇人生育之常，非病也"。可称之为病者，如半产（小产）、漏下、产后恶露、产后腹痛等。

1. 妇人漏下

高士宗认为，漏下之证总因气血两虚、气血暴虚，阴阳不和所致，如能谨慎调养，必无他患。服药以补气调血为大法。如伴发热，当补气养血、调和阴阳，寒热自愈。不可认作外感。若延医诊治，见其身热，复有微寒，必曰此外感也。投以散寒清热之药，不唯不愈，变证日加，证屡出则治屡更，至身体愈极，然后重用人参。与其补于既变之后，曷若无损于未变之先。且有力服参者，大半犹可挽回；若无力服参，不可保矣。高士宗告诫医者，产后之疾以补气为先，如病情迁延而虚不受补，病必不愈。又有"产后恶露，或多或少，或有或无"，当听其自然，万"不可破气行瘀"。亦"有生产恶露无一点者"，其身无病，亦无害也。

2. 产后腹痛

高士宗认为，妇人产后腹痛多因"经脉不和，中土虚寒"，治宜"调其经脉，温其中土"，而"破气行瘀"是为禁忌。其云："生产之后，不过气血两虚，谨慎调养，必无他患。"妇人产后恶露，"或多或少，或有或无，当听其自然，不可破气行瘀"。妇人产后腹痛，"多属经脉不和，中土虚寒。但当调其经脉，温其中土，破气行瘀，亦所禁也"。高士宗认为，妇人胎产诸疾，多虚多寒，当以温补为大法。此说虽略有偏颇，然观妇人之体，临证又参妇人之疾，虚者诚为多见。无怪乎高士宗云："生产原非疾病，服药总宜温补，不揣其本而齐其末，不若不药之为得矣。其妇人妊娠、妇人产后、妇人杂病，已悉仲师《金匮论》中。"

高士宗

后世影响

一、历代评价 🐦

《清史稿》记载："少时家贫，初读时医通俗诸书。年二十三，即出疗病，颇受称道。后自病，时医治之益剧，久之不药幸愈。翻然悔之，乃从张志聪讲论轩岐仲景之学，历十年，悉窥精奥。遇病必究其本末，处方不同流俗。"

姚远圣在《医学真传》序中说："意宗前哲，而言其所未言；说本先民，而发其所未发，辨之于疑似，而无毫厘千里之差，晰之乎微茫，而有一举百当之妙。"

王琦在校刊《本草崇原》时云："昔张君创其始，张殁而高君集其成，缮写样本，方欲锓版，高君又亡，事遂中辍，厥后样本传归胡念庵家，念庵父子谢世，不知又归谁氏，兹从胡之门人高端士处，得其移写副本，惜乎仇校未精，文句间有缺略讹谬，恐后之阅者，不免夏五三豕之叹，爰加订正，而授之梓，以公于世。"可以看出本书从成书至付梓的坎坷经历。如《续修四库全书提要》亦云："《本草崇原》一书，则志聪创稿，而实由世栻成之。"

高士宗晚年，以老迈之躯，继续主持侣山堂的医学教育，并且仿效《侣山堂类辩》体例，由弟子将其在侣山堂论医讲学的内容，整理成《医学真传》一书，补充了《侣山堂类辩》之遗，其独到之处，比比皆是，充分体现了高世栻"以示正道，以斥旁门，而使初学不可不慎也"之宗旨，其忠义之心、坚毅之志，实属难能可贵。是书为侣山堂医派论医讲学的传世之作。

纵观高士宗一生最重要的四部作品：与其老师张志聪合著的《本草崇原》《伤寒论集注》，以及晚年的《黄帝内经素问直解》《医学真传》，可以看出他是一位真真正正的"大医"，堪称少年立志成大医，传道授业启后学。

二、学派传承

钱塘医派亦称为侣山堂医派，是我国历史上重要的地域性医学流派，高士宗是钱塘医派的代表人物之一。其后，清代医家陈修园等受钱塘医学思想影响尤甚。陈修园在《医学三字经·医学源流第一》中云"大作者，推钱塘"，并注曰："张志聪、高士宗，俱浙江钱塘人也。国朝康熙间，二公同时学医，与时不合，遂闭门著书，以为传道之计。所注《内经》《本草经》《伤寒论》《金匮》等书，各出手眼，以发前人所未发，为汉后第一书。"

上述文字，虽未明言钱塘医派，但却首先把高士宗与其老师一起作为"钱塘"一派提出，认为钱塘医派医家著述传道，以研习古典经论为首务，并赞其著作为"汉后第一书"。陈修园在长期的医学实践中，感慨中医经典著作皆为秦汉文字，词句深奥，义理深邃，不易理解，而且卷帙浩繁，读者望洋兴叹，常畏难不前。陈修园秉承高士宗简洁晓畅的文风，亦以通俗语言编撰成《金匮方歌括》《长沙方歌括》《医学实在易》《医学三字经》等，力求"语语为中人所共晓"，文字质朴，深入浅出。其以流利的文字表达艰深的医理，将其通俗化，且多以歌诀形式表达，故流传甚广。

陈修园研学《神农本草经》《伤寒论》等书，对张志聪、高士宗等钱塘医家学术观点最为钦佩，并多引钱塘医家之说阐发己旨。如在《神农本草经读》"凡例"中云："近传《本草崇原》……超出诸群书之上。"陈修园精研钱塘医家诸种医书，尤其是将《伤寒论集注》《本草崇原》等书中内容融会贯通于自己撰述过程中，传承了钱塘医家学术思想，诚为后起之秀。

综上所述，高士宗在侣山堂书院的医学环境下，精勤不倦，探先圣经典奥秘，以彰经论意中之言，以启后学。通读高士宗的著作，可以明显感受到他扎实的语言功底、简洁的笔风以及勤求古训，博采众长的严谨治学风格。他重视校勘，力求著述之完整。著书乃为临床之用，高士宗一生主要的四本著作都是以临床为源泉而作，著作中始终贯穿着注重临床的学术思想，以实用为主线。高士宗善于在前人的基础上独出心裁，另辟蹊径，使后之览者受益匪浅。同时其著作又处处流露出高士宗崇尚温补、重视五运六气的学术思想，这种思想是明清温补思想的延续，是中医哲学基础理论的发扬。

最难能可贵的是，高士宗不注重个人著述，用自己毕生的心血协助张志聪编注《伤寒论集注》。张志聪病逝，《伤寒论集注》最后由他补纂而成，功不可没。后来高士宗又撰《黄帝内经素问直解》，并在校勘上下了很大功夫。晚年（1696—1701），他以老迈之躯，继续主持侣山堂的医学教育事业，并且仿效《侣山堂类辩》体例，由弟子将其在"侣山堂"论医讲学的内容，整理成《医学真传》一书，补充了《侣山堂类辩》之遗，其独到之处，比比皆是，充分体现了高世栻"以示正道，以斥旁门，而使初学不可不慎也"之宗旨，其忠义之心、坚毅之志，实属难能可贵。是书为侣山堂医派论医讲学另具特色的传世之作。

岳美中曾言：做一名医生，有两条至为重要：一是治学，二是临证。

治学，要忠诚于学术的真理，直至系之以命；临证，要真诚地对病人负责，此外绝无所求。笔者认为，治学者，其意有二：一者当刻苦读书，著书立说；二者当讲学育人，弘扬中医。如此，中医事业方能代代相传，万古长青。

"师者，所以传道授业解惑也。"中医的发展与传承离不开中医教育。自古以来，中医教育的形式有家传式、师承式和办学式等。明清以前，医家们在从事医学的研究过程中往往是势单力孤的，常常凭借匹夫之勇，耗费大量的人生时光而艰难独行。但随着形势的不断发展，医学研究的不断深入，运用这样的治学方法是很难超越前人的。明末清初，钱塘医派首先开创了集著书、讲学、临证三者于一体的中医教学模式。在高士宗的四部著作中即充分体现了"教学相长""集思广益"的学术风格。他将一生行医的真才实学毫无保留地传授给学生，并注重对学生疑难问题的解答，可以说他不仅是一位临床上的"大医"，更是一位教学上的"大师"。

在高士宗《医学真传》中，我们可充分领略到传道授业解惑，以传真才实学的深刻含义。可以想象当时他们教学相长的场景。而从《黄帝内经》到《伤寒论》的研究成果中，我们更能了解到侣山堂医家师徒之间集体同研、师徒共参、教学相长。对某种经典医籍的研究整理，师徒们共同参与，反复修正，吸取集体的智慧与力量，使得著述水平不断提高。对某个问题的研究在讲授中让学员充分发表己见，探讨分析，又结合临证，从而大大提高了教学效果。这种融合教学临床著述于一体，学生老师学术思想兼收并蓄的模式值得当今之中医学校反思和学习。

研读《医学真传》，可以明显感受到高士宗对医学疑难问题的重视，高士宗对某些似是而非和似易而难的医学问题，认真剖析，论辩是非，务传其真。高士宗认为"医门经论，乃医门正传"，讲学论道，言必归经旨，理必合仲景，只有这样，才能授正传真。高士宗著述立说必求其真，在《黄帝内经素问直解》开篇"凡例九条"中云："余尝谓圣贤经论，犹布帛菽粟，布帛御寒而必为之衣，菽粟救饥而必为之食。《医学真传》亦为衣而使人可衣，为食而令人可食也。然必经论俱成而后梓也，姑有待也。"高士宗传道、授业力求一真。真者，是升堂之津梁，是为医之本。

　　《黄帝内经》《神农本草经》《伤寒论》，历代医家均有整理发挥。高士宗在侣山堂书院的医学环境下，精勤不倦，探先圣经典奥秘，以彰经论意中之言，务求其真，以启后学。中医古典医籍的继承、挖掘、整理、研究是中医学发展的必须。高士宗作为明清时期重要的医学家，探讨其学术思想无疑有着极其宝贵的文献价值。高士宗著述务求其真、临证务辨其真、教学务传其真，对于今日之中医著述、临床、教学，无疑具有深刻的启迪，值得更深一步整理研究。

高士宗

参考文献

［1］清·高士宗著；于天星按.黄帝内经素问直解［M］.北京：科学技术
文献出版社，1980.

［2］清·高世栻.医学真传［M］.北京：人民卫生出版社，1983.

［3］清·张志聪，高世栻.本草崇原［M］.北京：中国中医药出版社，
1992.

［4］清·高士宗著；孙国中，方向红点校.黄帝内经素问直解［M］.北京：
学苑出版社，2001.

［5］清·张志聪著；清·高士宗续成.本草崇原［M］.北京：中国中医药
出版社，2008.

［6］清·张隐庵注释；清·高士宗纂集；张金鑫校注.伤寒论集注［M］.
北京：学苑出版社，2009.

［7］陈邦贤，严菱舟.中国医学人名志［M］.北京：人民卫生出版社，
1956.

［8］宋·陈言.三因极一病证方论［M］.北京：人民卫生出版社，1957.

［9］清·钱潢.伤寒溯源集［M］.上海：上海卫生出版社，1957.

［10］清·汪昂.素问灵枢类纂约注［M］.北京：人民卫生出版社，1959.

［11］汉·张仲景著；陈亦人主编；南京中医学院编著.伤寒论译释：上册［M］.
上海：上海科学技术出版社，1959.

［12］清·陈梦雷.古今图书集成医部全录：第12册［M］.北京：人民卫
生出版社，1962.

［13］唐·王冰.黄帝内经素问［M］.梅花版.北京：人民卫生出版社，1963.

［14］清·姚止庵.素问经注节解［M］.北京：人民卫生出版社，1963.

［15］隋·杨上善.黄帝内经太素［M］.北京：人民卫生出版社，1965.

［16］汉·班固著；唐·颜师古注.汉书·艺文志［M］.台北：华联出版社，1968.

［17］清·赵尔巽.清史稿：列传二百八十九：艺术一［M］.北京：中华书局，1977.

［18］冯若水.中医基础理论知识［M］.贵阳：贵州人民出版社，1978.

［19］清·张隐庵.黄帝内经素问集注［M］.4版.上海：上海科学技术出版社，1980.

［20］南京中医学院医经教研组.黄帝内经译释［M］.2版.上海：上海科技学术出版社，1981.

［21］贾维诚.三百种医籍录［M］.哈尔滨：黑龙江科学技术出版社，1982.

［22］任应秋，刘长林.《内经》研究论丛［M］.武汉：湖北人民出版社，1982.

［23］清·张志聪.侣山堂类辩［M］.北京：人民卫生出版社，1983.

［24］王全志，李万方，张曼诚，等.《内经》辩证法思想研究［M］.贵阳：贵州人民出版社，1983.

［25］丘德文.中医学重要著作选介［M］.贵阳：贵州人民出版社，1984.

［26］李今庸.读古医书随笔.［M］.北京：人民卫生出版社，1984.

［27］贺有琰.伤寒论纵横［M］.武汉：湖北科学技术出版社，1986.

［28］刘之谦.黄帝内经素问吴注评释［M］.北京：中医古籍出版社，1988.

［29］王道瑞.中国医籍提要：下册［M］.长春：吉林科学技术出版社，1988.

［30］尚志钧，林乾良，郑金生.历代中药文献精华［M］.北京：科学技术

文献出版社，1989.

［31］清·吴庆坻著；张文其，刘德麟点校.蕉廊脞录［M］.北京：中华书局，1990.

［32］钱超尘.内经语言研究［M］.北京：人民卫生出版社，1990.

［33］薛清录主编；中国中医研究院图书馆编.全国中医图书联合目录［M］.北京：中医古籍出版社，1991.

［34］李经纬，孙学成.四库全书总目提要：医家类及续编［M］.上海：上海科学技术出版社，1992.

［35］王云凯.中国名医名著名方［M］.石家庄：河北科学技术出版社，1993.

［36］张祥浩.中国古代道德修养论［M］.南京：南京大学出版社，1993.

［37］傅维康.中药学史［M］.成都：巴蜀书社，1993.

［38］谢观.中华医学大辞典［M］.沈阳：辽宁科学技术出版社，1994.

［39］傅延龄.伤寒论研究大辞典［M］.济南：山东科学技术出版社，1994.

［40］关庆增，陆云平.伤寒论古今研究［M］.沈阳：辽宁科学技术出版社，1994.

［41］裘沛然.剑风楼诗文钞［M］.上海：上海中医药大学出版社，1995.

［42］陈全功.黄帝内经在世界医学史上的地位［M］.昆明：云南民族出版社，1995.

［43］田维君，魏桂芝.阳虚证治［M］.南昌：江西科学技术出版社，1996.

［44］明·张介宾.类经.附：类经图翼 类经附翼［M］.北京：中国中医药出版社，1997.

［45］清·黄宫绣著；王淑民校注.本草求真［M］.北京：中国中医药出版社，1997.

［46］清·张玉书，陈廷敬.康熙字典［M］.北京：中华书局，1997.

［47］王洪图.内经选读［M］.6 版.上海：上海科学技术出版社，1997.

［48］林慧光.明清名医全书大成：陈修园医学全书［M］.北京：中国中医药出版社，1999.

［49］郑林.明清名医全书大成：张志聪医学全书［M］.北京：中国中医药出版社，1999.

［50］刘洋.明清名医全书大成：徐灵胎医学全书［M］.北京：中国中医药出版社，1999.

［51］段逸山.医古文［M］.北京：中国中医药出版社，2000.

［52］任德魁.词文献研究［M］.北京：中国中医药出版社，2000.

［53］鲁兆麟，陈大舜.中医各家学说［M］.北京：中国协和医科大学出版社，2000.

［54］赵法新.中医文献学辞典［M］.北京：中医古籍出版社，2000.

［55］熊曼琪.伤寒论［M］.北京：人民卫生出版社，2000.

［56］李经纬，林昭庚.中国医学通史：古代卷［M］.北京：人民卫生出版社，2000.

［57］明·吴崑.黄帝内经素问吴注［M］.北京：学苑出版社，2001.

［58］王付.伤寒杂病论临床用方必读［M］.北京：中国古籍出版社，2002.

［59］聂惠民.聂氏伤寒学［M］.北京：学苑出版社，2002.

［60］王庆其，周国琪.黄帝内经专题研究［M］.上海：上海中医药大学出版社，2002.

［61］明·马莳注证；孙国中，方向红点校.黄帝内经素问注证发微［M］.北京：学苑出版社，2003.

［62］浙江省医药志编纂委员会.浙江省医药志［M］.北京：方志出版社，

2003.

［63］骆秋平．导向真正的生活：医学临床实践的哲学论思［M］．南京：东南大学出版社，2003.

［64］陶磊．《淮南子·天文》研究［M］．济南：齐鲁书社，2003.

［65］熊曼琪．伤寒学［M］．北京：中国中医药出版社，2003.

［66］严世芸．中医各家学说［M］．北京：中国中医药出版社，2003.

［67］钱超尘，温长路．张仲景研究集成：上册［M］．北京：中医古籍出版社，2004.

［68］张国骏．成无己医学全书［M］．北京：中国中医药出版社，2004.

［69］元·朱丹溪．格致余论［M］．北京：人民卫生出版社，2005.

［70］盛亦如，吴云波．中医教育思想史［M］．北京：中国中医药出版社，2005.

［71］王长宇，翟双庆．王洪图内经临证发挥［M］．北京：人民卫生出版社，2006.

［72］王明贺．中医文化［M］．呼和浩特：内蒙古人民出版社，2006.

［73］张承烈．钱塘医派［M］．上海：上海科学技术出版社，2006.

［74］李其忠．中医基础理论纵横解析［M］．北京：人民卫生出版社，2006.

［75］宋乃光．刘完素医学全书［M］．北京：中国中医药出版社，2006.

［76］班兆贤．古典医药诗词欣赏［M］．北京：中医古籍出版社，2006.

［77］清·陈修园．神农本草经读［M］．福州：福建科学技术出版社，2007.

［78］清·马莳．黄帝内经灵枢注证发微［M］．北京：学苑出版社，2007.

［79］明·吴有性．温疫论［M］．北京：人民卫生出版社，2007.

［80］清·俞震．古今医案按［M］．北京：人民卫生出版社，2007.

［81］方药中．医学三字经浅说［M］．北京：人民卫生出版社，2007.

［82］朱锦善.儿科心鉴［M］.北京：中国中医药出版社，2007.

［83］陈荣，熊墨年，何晓晖.中国中医药学术语集成（中医文献）：上册［M］.北京：中医古籍出版社，2007.

［84］边正方，边玉麟，边玉凤.伤寒论译注［M］.北京：中医古籍出版社，2007.

［85］曹家达著；汤晓龙点校.曹氏伤寒发微［M］.福州：福建科学技术出版社，2007.

［86］清·尤在泾；黄海波，姚春，莫德芳校注.伤寒贯珠集［M］.北京：中国中医药出版社，2008.

［87］甄志亚.中国医学史［M］.北京：人民卫生出版社，2008.

［88］刘时觉.浙江医籍考［M］.北京：人民卫生出版社，2008.

［89］任应秋.任应秋论医集［M］.北京：人民军医出版社，2008.

［90］韩世明.再传伤寒论［M］.北京：科学技术文献出版社，2008.

［91］刘渡舟.刘渡舟伤寒论讲稿［M］.北京：人民卫生出版社，2008.

［92］王瑞祥.中国古医籍书目提要：上卷［M］.北京：中医古籍出版社，2009.

［93］尚志钧.中国本草要籍考［M］.合肥：安徽科学技术出版社，2009.

［94］范永升.浙江中医学术流派［M］.北京：中国中医药出版社，2009.

［95］刘玉平，陈宪刚，王明珠.邹城历史人物（文史资料）：第20辑［M］.济南：山东人民出版社，2010.

［96］张山雷.难经汇注笺正［M］.天津：天津科学技术出版社，2010.

［97］何任.跟名师学临床系列丛书［M］.北京：中国医药科技出版社，2010.

［98］王庆国.中医名著名篇临床导读：诊断卷［M］.北京：中国医药科技

出版社，2010.

［99］熊继柏.熊继柏讲《内经》［M］.长沙：湖南科学技术出版社，2010.

［100］虞舜，王旭光，张玉才.续修四库全书伤寒类医著集成：第2
　　　册［M］.南京：江苏科学技术出版社，2010.

［101］烟建华.《内经》学术研究基础［M］.北京：中国中医药出版社，
　　　2010.

［102］尚志钧.本草人生：尚志钧本草论文集［M］.北京：中国中医药出
　　　版社，2010.

［103］吴鸿洲.中国医学史［M］.上海：上海科学技术出版社，2010.

［104］黄穗平.岭南中医药名家梁乃津［M］.广州：广东科技出版社，
　　　2010.

［105］明·李时珍.本草纲目［M］.北京：中国医药科技出版社，2011.

［106］清·柯琴著；柳璇校注.伤寒来苏集［M］.北京：中国医药科技出
　　　版社，2011.

［107］明·缪希雍.神农本草经疏［M］.北京：中国医药科技出版社，
　　　2011.

［108］清·郭汝聪.本草三家合注［M］.太原：山西科学技术出版社，
　　　2011.

［109］明·张景岳.类经［M］.北京：中国医药科技出版社，2011.

［110］南京中医药大学.黄帝内经灵枢译释［M］.上海：上海科学技术出
　　　版社，2011.

［111］中医研究院研究生班.黄帝内经·素问注评［M］.北京：中国中医
　　　药出版社，2011.

［112］中医研究院研究生班.伤寒论注评［M］.北京：中国中医药出版社，

2011.

［113］中医研究院研究生班.黄帝内经灵枢注评［M］.北京：中国中医药出版社，2011.

［114］王庆其.《黄帝内经》鉴赏辞典［M］.上海：上海辞书出版社，2011.

［115］唐·孙思邈.千金要方［M］.北京：中国中医药出版社，2012.

［116］岳美中原著；陈可冀主编.岳美中全集：上编［M］.北京：中国中医药出版社，2012.

［117］李今庸.试论《黄帝内经素问直解》［J］.湖北中医杂志，1952，（5）：47-49.

［118］秦伯未."内经知要"概说［J］.上海中医药杂志，1956，（9）：11.

［119］姜春华.明代命门学说与宋儒太极图说［J］.上海中医药杂志，1962（12）：24.

［120］任应秋.试论古代治"伤寒学"的概况及其流派的形成（二）［J］.上海中医药杂志，1962，（8）：21.

［121］任应秋.医经学派——中医学术流派试论之一［J］.浙江中医学院学报，1978（4）：3-5.

［122］李寿龄，赵玉庸.略论中医痛证的病理［J］.上海中医药杂志，1980，（3）：35.

［123］陈梦赉.中国历代名医传记：续一［J］.医药卫生科研交流，1982，（1）：130.

［124］李国清."因于气为肿"辨析［J］.中医药学报，1983，（6）：29-30.

［125］尚志钧.《本草崇原》简介［J］.皖南医学院学报，1984，3（2）：43-48.

［126］熊继柏.《素问·生气通天论》原文析义四则［J］.吉林中医药，

1984,（4）：45.

［127］吴润秋.略论《内经》"逆从（顺）"之理［J］.湖南中医学院学报，
1985，（3）：26-28.

［128］王玉川."九九制会"与"黄钟"及其它［J］.陕西中医学院学报，
1985，（3）：21.

［129］竹剑平.高士宗注释《内经素问》学术成就［J］.云南中医杂志，
1985，（1）：60-61.

［130］牛兵占."四支者，诸阳之本"辩［J］.上海中医药杂志，1986，（1）：
33.

［131］蔡定芳.高士宗《医学真传》探要［J］.中医杂志，1986，（2）：49.

［132］黄景贤.简谈中医学的取类比象法［J］.国医论坛，1989，6（18）：
15-16.

［133］刘友樑.明功效，辨体用——谈中草药察性气质与取类比象［J］.福
建中医药，1989，20（4）：39-40.

［134］叶世龙.《伤寒论》"汉文兜转法"刍议［J］.浙江中医学院学报，
1992，16（3）：40.

［135］王心好.《内经》"诸寒之而热者取之阴，热之而寒者取之阳"辨析
［J］.上海中医药杂志，1994，28（1）：40.

［136］陆曙.《素问》"心掣"探赜［J］.上海中医药杂志，1995，29（2）：41.

［137］孙多善，周学胜.仲学辂《本草崇原集说》的学术成就［J］.北京中
医药大学学报，1995，18（3）：30-32.

［138］高一明.历代注释《伤寒论》之不足例析［J］.上海中医药杂志，
1995，29（7）：24.

［139］陈晓.试论"取类比象"及其局限性［J］.上海中医药大学学报，

2000, 14 (1): 10-13.

[140] 何任.痛证略论 [J].中医药通报, 2002, 1 (5): 11-12.

[141] 蔡辉, 王艳君, 李恩, 等.儒家文明的格物致知与中医现代化 [J].
贵阳中医学院学报, 2003, 25 (4): 1-4.

[142] 王慧峰, 杨巧红, 易华.试论张志聪《本草崇原》的学术成就及其意
义 [J].福建中医药, 2004, 35 (2): 44-45.

[143] 鲍晓东.试评高世栻校勘《素问》之短长 [J].中医文献杂志, 2006
(2): 5-6.

[144] 王洪图.十六部解 [J].中国中医药远程教育, 2006, (3): 22-33.

[145] 张登本.王冰次注《素问》的主要贡献 [J].山西中医学院学报,
2006, 7 (6): 2-4.

[146] 于振华, 沈思钰.《医学真传》中风论治学术思想探微 [J].中国中
医急症, 2006, 15 (2): 186.

[147] 姚春鹏.理学格物致知对后期中医学发展的影响 [J].中国中医基础
医学杂志, 2007, 13 (6): 476-477.

[148] 赵晓华, 王一飞, 叶攀.从格物致知论探讨中医理论特质 [J].陕西
中医, 2007, 28 (7): 859-861.

[149] 李珍.吴山脚下"侣山堂"——寄情"钱塘学派" [J].医派源流,
2008, 3 (37): 27-30.

[150] 王庆其.《黄帝内经》的现代魅力 [J].浙江中医杂志, 2010, 45 (9):
625-628.

[151] 郭振球.五运六气, 病机钩玄 [J].天津中医药, 2011, 28 (3):
177-179.

[152] 洪文旭.清代医家张锡驹《胃气论》的学术评析 [J].中医文献杂志,
2012 (3): 26-28.

汉晋唐医家（6名）

张仲景　王叔和　皇甫谧　杨上善　孙思邈　王　冰

宋金元医家（18名）

钱　乙　成无己　许叔微　刘　昉　刘完素　张元素
陈无择　张子和　李东垣　陈自明　严用和　王好古
杨士瀛　罗天益　王　珪　危亦林　朱丹溪　滑　寿

明代医家（25名）

楼　英　戴思恭　王　履　刘　纯　虞　抟　王　纶
汪　机　马　莳　薛　己　万密斋　周慎斋　李时珍
徐春甫　李　梴　龚廷贤　杨继洲　孙一奎　缪希雍
王肯堂　武之望　吴　崑　陈实功　张景岳　吴有性
李中梓

清代医家（46名）

喻　昌　傅　山　汪　昂　张志聪　张　璐　陈士铎
冯兆张　薛　雪　程国彭　李用粹　叶天士　王维德
王清任　柯　琴　尤在泾　徐灵胎　何梦瑶　吴　澄
黄庭镜　黄元御　顾世澄　高士宗　沈金鳌　赵学敏
黄宫绣　郑梅涧　俞根初　陈修园　高秉钧　吴鞠通
林珮琴　章虚谷　邹　澍　王旭高　费伯雄　吴师机
王孟英　石寿棠　陆懋修　马培之　郑钦安　雷　丰
柳宝诒　张聿青　唐容川　周学海

民国医家（7名）

张锡纯　何廉臣　陈伯坛　丁甘仁　曹颖甫　张山雷
恽铁樵

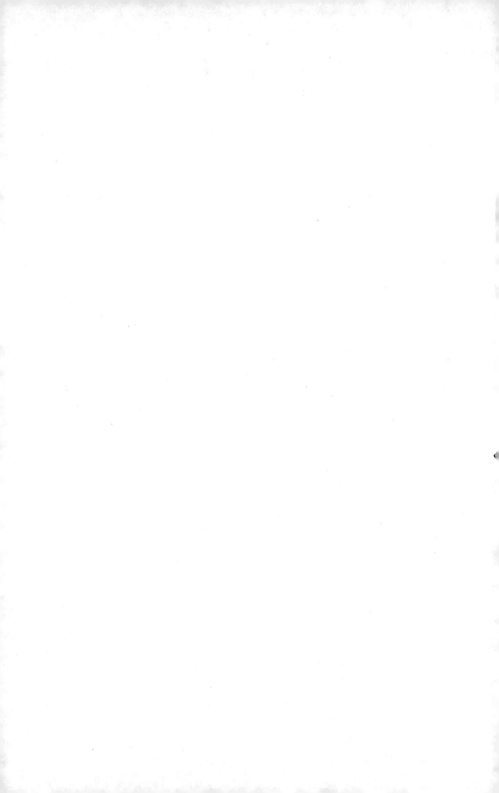